医师继续教育用书

实用纤维支气管镜下气管插管技术

PRACTICAL FIBEROPTIC INTUBATION TECHNIQUES

主 编 上官王宁 连庆泉 朱也森

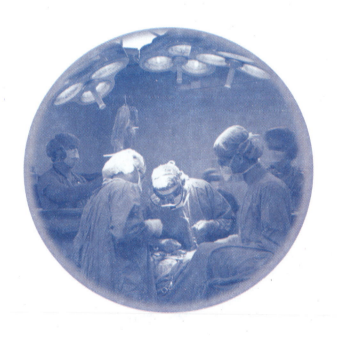

世界图书出版公司

上海·西安·北京·广州

图书在版编目(CIP)数据

实用纤维支气管镜下气管插管技术/上官王宁,连庆泉,朱也森主编.—上海:上海世界图书出版公司,2007.8
(医师继续教育用书)
ISBN 978-7-5062-8616-9

Ⅰ.实… Ⅱ.①上…②连…③朱… Ⅲ.支气管镜检-应用-气管-导管治疗 Ⅳ.R768.1

中国版本图书馆 CIP 数据核字(2007)第 060718 号

实用纤维支气管镜下气管插管技术

上官王宁　连庆泉　朱也森　主编

上海世界图书出版公司出版发行

上海市尚文路 185 号 B 楼
邮政编码　200010
南京水晶山制版有限公司制版
上海竞成印务有限公司印刷
如发现印刷、质量问题,请与印刷厂联系
(质检科电话　021-56422511)
各地新华书店经销

开本:787×1092 1/16　印张:13.5　字数:270 000
2007 年 8 月第 1 版　2007 年 8 月第 1 次印刷
ISBN 978-7-5062-8616-9/R·194
定价:90.00 元
http://www.wpcsh.com.cn

编写人员

主　编 / 上官王宁　连庆泉　朱也森

编　者 / （以姓氏笔画为序）

于布为（上海交通大学医学院附属瑞金医院）

上官王宁（温州医学院附属第二医院）

王　颖（上海交通大学医学院附属瑞金医院）

叶　靖（广州医学院第一附属医院）

朱也森（上海交通大学医学院附属第九人民医院）

阮肖晖（温州医学院附属第二医院）

陈小玲（温州医学院附属第二医院）

李　军（温州医学院附属第二医院）

连庆泉（温州医学院附属第二医院）

金胜威（温州医学院附属第二医院）

林　函（温州医学院附属第二医院）

欧阳葆怡（广州医学院第一附属医院）

姜　虹（上海交通大学医学院附属第九人民医院）

胡明品（温州医学院附属第二医院）

徐　辉（上海交通大学医学院附属第九人民医院）

序

纤维支气管镜引导气管插管技术已经成为气道管理中一个全新的领域，对气道管理产生了深远的影响，它不仅对困难气道病人施行安全的气管插管非常有用，是气道评估和困难气管插管的一种非常有用的工具，而且已经应用于临床麻醉和重症监护病房的各个方面。随着经济的发展和科技的进步，先进麻醉设备和新技术诸如纤维支气管镜引导气管插管技术在临床麻醉实践中的应用，对麻醉医师也提出了更高的要求。麻醉医师要具有更为丰富全面和广博的专业知识，也要熟练掌握和使用先进设备和技术的能力。因此，每个麻醉医师都应当掌握并能熟练应用该技术。

近年来，新的麻醉专业著作不断问世，然而尚未见专业的纤维支气管镜引导气管插管技术相关书籍。本书着重于新技术的普及，强调新技术的临床实用性和操作性，循序渐进，由浅入深，从纤维支气管镜的结构到多种纤维支气管镜引导气管插管技术的详细介绍并结合临床实践，一步一步引人入胜，以求能反映临床麻醉学方面的最新进展，为广大麻醉医师提供一本实用的工具书。相信本书对国内麻醉医师普及新技术会有积极的促进作用，不仅是麻醉科医师，也是

ICU 科和急诊科医师以及其他施行气道管理的相关科室医师一本非常有用的参考书,同时也是临床住院医师制度化培训一本不可多得的好教材和良师益友。

后生可畏,焉知来者之不如今也!

2007 年 1 月

前　言

　　2003 年，编者到英国伯明翰大学女王伊丽莎白医院(Queen Elizabeth Hospital)作为访问学者在著名的英国困难气道处理专家 John.E.Smith 教授指导下学习纤维支气管镜引导气管插管技术，经过 Smith 教授的悉心指导和培训，成功掌握了诸多纤维支气管镜引导气管插管技术。Smith 教授严格认真的态度，一丝不苟的专业风格，兢兢业业的奉献精神，高超精湛的操作技巧，简单生动的讲解，给了我莫大的裨益和启迪。在我的心中，英国的学习生活是美丽而又难忘，当时未觉，原来早已刻骨铭心，融入了生命，不思量，自难忘。

　　东方欲晓，莫道君行早。纤维支气管镜技术在过去几年的进展非常快速，纤维支气管镜引导气管插管技术已经成为气道管理中一个全新的领域，它已经被证明是用于气道评估和困难气管插管的一种非常有用的工具。对于气道困难的患者，纤维支气管镜引导气管插管是解决插管困难的有效方法，插管成功率高，并发症少，在危急情况下以及重症抢救与治疗方面具有重要意义。然而，它在临床麻醉工作的应用还有待进一步扩展和提升。鉴于纤维支气管镜在临床麻醉中的应用对高质量的麻醉管理和重症治疗方面是如此的重要和关键，每个麻醉医师都应当学会使用。当然，其插管成功率与操作者的技术熟练程度相关。

鉴于国内目前尚未有专门书籍论述纤维支气管镜引导气管插管技术的相关内容，临渊羡鱼，不如退而结网，于是作者开始萌发了编写此书的念头和想法，我们邀请了上海交通大学附属第九人民医院、上海交通大学附属瑞金医院、广州医学院第一附属医院以及温州医学院附属第二医院具有丰富临床经验的知名麻醉学专家参与编写而成。全书共分 14 章，约 25 万字，内容新颖全面，理论联系实际，每一章节均附有多幅插图，图文并茂，既简单明了又突出重点，集中体现了临床上的实用性、操作性和可行性。因此，本书是一本具有较高临床实用价值的参考书，也是麻醉科住院医师临床培训一本好的教材。

本书承蒙上海交通大学附属仁济医院著名麻醉学老专家孙大金教授作序，对此表示衷心的感谢。同时也感谢参与本书编写并付出辛勤劳动和汗水的所有作者，感谢所有关心并支持本书出版的全国同道同行，感谢温州医学院附属第二医院全体工作人员特别是胡秀丹同志的无私和忘我的奉献。囿于麻醉学一日千里的发展以及本人的才疏学浅，书中难免有纰漏之处，恳请读者批评指正。

编　者

2007 年 1 月

目　录

第一章　纤维支气管镜概述(1)

第一节　纤维支气管镜发展史(1)

第二节　光导纤维的传导原理(2)

第三节　纤维支气管镜的构造(3)

第四节　纤维支气管镜的保养、清洁和消毒(6)

第五节　纤维支气管镜的选购(11)

第六节　纤维支气管镜技术的新进展(13)

第二章　纤维支气管镜引导气管插管技术训练(15)

第一节　技术训练的必要性(15)

第二节　技术训练教学方法(17)

第三节　技术训练教学的其他方法和辅助设备(20)

第四节　纤维支气管镜引导气管插管训练的组织(21)

第五节　熟练与精通(24)

第六节　伦理道德和患者知情同意(25)

第三章　纤维支气管镜引导气管插管基本技术(28)

第一节　纤维支气管镜引导气管插管的操作手法(28)

第二节　在模型上练习操作技巧和手-眼合作(30)

第三节　牛津纤维支气管镜引导气管插管教学模型箱(32)

第四节　几种主要的纤维支气管镜引导气管插管技术简介(33)

第五节　面对问题如何处理(37)

第四章　纤维支气管镜引导气管插管的气道辅助装置(44)

第一节　纤维支气管镜引导气管插管气道辅助装置的定义(44)
第二节　常见导管辅助气道装置(airway aids)(45)
第三节　常见通气辅助气道装置(ventilation aids)(47)
第四节　常见导管及通气联合辅助气道装置(50)

第五章　纤维支气管镜引导气管插管在困难气道中的应用(53)

第一节　前言(53)
第二节　术语定义(54)
第三节　气管插管困难的原因及预测(57)
第四节　纤维支气管镜引导气管插管在困难气道处理中的作用(61)
第五节　纤维支气管镜引导气管插管在困难气道处理中的临床
　　　　应用(64)

第六章　成人全身麻醉下纤维支气管镜引导气管插管技术(67)

第一节　适应证和禁忌证(67)
第二节　在麻醉患者进行纤维支气管镜引导气管插管技术训练(68)
第三节　上呼吸道解剖和麻醉医师站位及操作要领(69)
第四节　成人全身麻醉下经纤维支气管镜引导气管插管的教学(74)
第五节　纤维支气管镜引导气管插管中的常见问题及解决办法(78)

第七章　喉罩辅助纤维支气管镜引导气管插管技术(80)

第一节　标准型喉罩辅助纤维支气管镜引导气管插管(81)
第二节　插管型喉罩辅助经口纤维支气管镜引导气管插管(87)
第三节　Cookgas插管型喉罩辅助纤维支气管镜引导气管插管(95)
第四节　纤维支气管镜辅助经口喉罩通气道更换气管导管(97)

第八章　清醒纤维支气管镜引导气管插管操作前准备(101)

第一节　适应证和禁忌证(101)
第二节　术前准备的关键因素(104)

第九章　清醒纤维支气管镜引导气管插管的局部麻醉(113)

第一节　上呼吸道局部麻醉的常用药物(113)
第二节　气道局部麻醉的方法(115)
第三节　上呼吸道局部麻醉技术(118)

第十章　清醒纤维支气管镜引导气管插管实用技术(125)

第一节　清醒纤维支气管镜引导气管插管前的方案制定(125)
第二节　清醒纤维支气管镜引导气管插管前的准备(127)
第三节　清醒纤维支气管镜引导气管插管的实施(128)
第四节　某些特殊情况时的清醒纤维支气管镜引导气管插管(130)

第十一章　纤维支气管镜引导气管插管的困难(136)

第一节　常见和特殊的困难(136)
第二节　纤维支气管镜检查困难(138)
第三节　气管导管置入困难(145)
第四节　纤维支气管镜退出困难(146)

第十二章　小儿纤维支气管镜引导气管插管(149)

第一节　设备(149)
第二节　气道辅助(150)
第三节　小儿纤维支气管镜引导气管插管技术(151)
每四节　操作训练及培训(155)
第五节　并发症及其预防(156)

第十三章　纤维支气管镜在胸科麻醉肺隔离中的应用(159)

第一节　双腔支气管插管与管端定位(159)
第二节　支气管阻塞法的应用进展(172)

第十四章　纤维支气管镜在麻醉科和重症监护病房的其他应用(185)

　　第一节　纤维支气管镜辅助气管导管更换(185)
　　第二节　纤维支气管镜在 ICU 的应用(187)
　　第三节　纤维支气管镜检查在咯血患者的应用(192)
　　第四节　纤维支气管镜引导经鼻放置胃管(193)
　　第五节　纤维支气管镜清除气管导管套囊上方的积存物(193)

中英文索引(Index)(196)

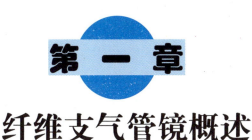

第一章
纤维支气管镜概述

第一节 纤维支气管镜发展史

在长达几个世纪的时间里，人们一直在寻求不需外科手术就可检查和治疗人体内部器官的方法。支气管内窥镜从硬质支气管镜发展到纤维支气管镜已有100多年的历史。1897年德国科学家 Killian首先报道了用长25 cm，直径为8 mm的食管镜第一次从气道内取出骨性异物，从而开创了硬直窥镜插入气管和对支气管进行内窥镜操作的历史。现代纤维支气管镜的应用为临床疾病的诊断、治疗提供了有益的手段。纤维支气管镜从常规检查发展到急救，从肺内发展到肺外，是目前临床工作中不可缺少的检查治疗工具之一。

由于柔软性和照明两个原因，限制了内窥镜设备在人体内的应用。直到1927年，英国科学家 John L. Baird 发明了可传导光的软性玻璃束，并获得了专利。但他的装置光导质量很差。1954年，伦敦帝国大学的Hopkins和Kapany发明了改良的软性玻璃纤维束，可以传输清晰的画面。4年以后，美国密歇根大学Hirschowitz和他的同事，研制出第一条具备实用价值的柔性纤维胃镜。这一事件标志着柔性光纤内窥镜在医学中应用纪元的到来。

1967年，位于伦敦皇后广场的国民医院神经外科部的资深麻醉医师Peter Murphy首次报道对手术麻醉患者施行光纤内窥镜引导下气管插管，他是从《柳叶刀》杂志关于利用类似的设备观察胆管内部的报道获得启发而开展这一工作的。第一台纤维支气管镜研制于1968年，两年后日本的Ikeda使用这台设备诊治了100余位肺癌患者。1972年Taylor和Towey(英国)报道了使用纤维支气管镜对清醒患者实施插管。几周后，加拿大的Conyers和同事报道了用纤维支气管镜为风湿性关节炎患者实施清醒状态下的气管插管。同年，Stiles和同事们用特制的光纤喉镜完成了100余例的插管，成功率为96%。

1

1973年,Davis报道了用特制的光纤喉镜为强直性脊柱炎患者实施清醒状态下的插管。Prithvi Raj及其合作者使用类似的设备诊治了50例患者。这些早期的设备并不昂贵,光源是由外置的光纤光源或内置的电池提供,但插入部较短。1979年,纤维支气管镜首次应用于儿科临床。纤维支气管镜在我国国内的临床应用始于20世纪70年代初。

20世纪80年代中期,日本Olympus公司首先研制出了新一代的柔性光导纤维支气管镜,插入部达60 cm长,便于固定气管导管以建立气道通路。插入部也更加坚固以承受气管导管的张力。其直径减少至4 mm,使直径5 mm或更粗的气管导管可以较容易地插入。目前,不同制造商的纤维支气管镜被广泛应用于麻醉和重症监护领域。

第二节　光导纤维的传导原理

当光从一种介质传输到另一种介质时,例如从空气到玻璃,根据入射角的不同,一部分被折射,一部分被吸收,还有一部分被反射。当玻璃被加热和拉伸后制成玻璃纤维束后,光影可以从玻璃纤维束一端,沿着纤维束内部不断被反射直至玻璃纤维的另一端,而图像质量保持不变。将大量的这种玻璃纤维聚集成束,其传输图像的尺寸和清晰度能满足临床使用要求。

一条典型的柔性导光束由上万根玻璃纤维组成,每根玻璃纤维直径8~10 μm。为减少由于折射引起的光量损失,采用覆层技术在每根独立的纤维外再覆盖一层厚度为1 μm的玻璃薄层,光纤束中的纤维按照特定的方式排列,使得头尾两端的排列次序一致,这种光纤称为有序式光纤,可用于图像传输。传输的图像是由微小的点阵组成,类似于电视屏幕的图像构成。而用于将光源的光传输至目标物的光纤则没有特定的排列顺序,称为非有序式光纤,仅用于光的传输。

柔性光导纤维支气管镜的光和图像的传输可用图1-1来简单地说明。外部光源通过非有序式的光纤传导至光纤末梢提供目标物体的照明,目标物反射的光线到达位于纤维支气管镜顶端物镜,物镜把反射光汇聚到有序式光纤,经光纤内部反射传递到另一端的目镜。每条具有统一密度和色彩的光纤传输一个光点,众多的这些光点组成一幅图像,并在光纤镜最末端的目镜上重建出来,最终通过调整焦距在人的视网膜上形成清晰的图像。

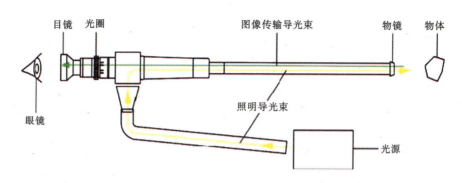

图 1-1 纤维支气管镜光和图像的传输

第三节 　纤维支气管镜的构造

完整的纤维支气管镜设备由纤维支气管镜和光源两部分组成,根据需要还可以加配摄像头和监视器。纤维支气管镜由三个部件组成:镜体、插入光缆和照明光缆,如图1-2所示。

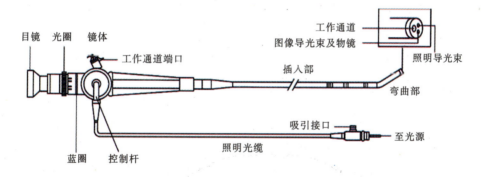

图1-2 纤维支气管镜的结构

1. 镜体

纤维支气管镜镜体的形状设计成易于被手掌持握。两只手的大拇指用来操纵控制杆,其他手指用来操纵活检通道。连接镜体和插入光缆的部分设计成圆锥形,以便于套入气管导管。镜体上蓝色指示圈的位置指示可以浸入消毒液的镜体部分。镜体由三部分组成:操纵杆、目镜和光圈、工作通道端口。

（1）操纵杆

操纵杆与插入光缆内的操纵线连接，能使纤维支气管镜的顶端部在一个垂直的平面上移动。将操纵杆下压,则顶端面向前,操纵杆上提,则顶端面向后。

（2）目镜和光圈

目镜有多个透镜组成,它汇聚图像传输光缆中的图像。通过调整光圈,使图像能在操作者的视网膜上清晰地成像。当通过目镜观察时,会有一个指示点用作方向标记,为操作者提供前端的方向指示。

（3）工作通道端口

工作通道有一个吸引接口及一个阀门,覆盖着一个橡皮帽。通过该连接口经插入光缆中的工作通道可一直到达纤维支气管镜的末端。该端口可以用于吸引、给药和给氧,并能插入导丝施行顺行或逆行气管插管术。用手指压迫装有弹簧的吸引阀,即可打开阀门。

2. 插入光缆

插入光缆是纤维支气管镜中插入人体气道的部分,其柔性的引导作用使气管导管能方便地插入气道。纤维支气管镜的外径能让最小尺寸的气管导管方便地套入,该最小尺寸通常比插入光缆的外径大1 mm,例如Olympus LF-2型纤维支气管镜外径4 mm,适合直径大于5 mm的气管导管方便地套入插入光缆外部。插入光缆长度60 cm,当插入光缆顶端到达气道预定位置后,即可建立气道通路。在距离顶端15 cm至40 cm的范围内,每隔5 cm有一个白色刻度指示。插入光缆由以下四个部分组成:图像传输光缆（有序式光缆）、照明光缆（非有序式光缆）、工作通道、操控线缆及末端弯曲部,如图1-3所示。这些部件被紧密地包裹在防水的塑料外套内,使得插入光缆饱满又有柔性,易于插入气管。

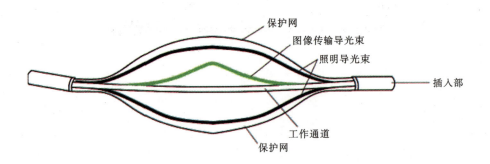

图1-3 插入光缆的结构

（1）图像传输光缆

图像传输光缆的导光物理原理已经论述过,光缆由大约6 000条光纤组成。

（2）内部照明光缆

纤维支气管镜内部有两条独立的照明光缆，包裹在插入光缆中，用于将照明光从镜体传输到插入部的末端，照亮物体。

（3）工作通道

工作通道从镜体部的入口端一直延伸至纤维支气管镜的末端，由塑料外套包裹而成，可防止液体渗入光纤束中，工作通道易于用作吸引、给药、给氧和通行导向线索。吸引负压取决于工作通道的直径，Olympus的LF-2纤维支气管镜的工作通道直径1.5 mm，吸引负压不是很大，但能满足临床需要。

（4）操控线缆和末端弯曲部

两条独立的操控线缆连接镜体部的操纵杆和纤维支气管镜顶端，当按下操纵杆时，控制前向的一根线缆张紧，纤维支气管镜顶端便向前转动。当操纵杆向上时，控制后向的另一根线缆张紧，纤维支气管镜顶端向后转动。末端弯曲部包覆整个顶端，是纤维支气管镜中最具柔性的部分。Olympus的LF-2的弯曲部上下可转动120°。弯曲部提供的锥形视野角度为90°。弯曲部只在一个垂直平面上活动。由于插入光缆的轴向很长，因此不能轴向转动，否则两条操纵线缆会由于插入光缆的扭动而缠绕在一起，引起损坏。

3. 外部照明光缆

外部照明光缆通过位于插入部内的内部照明光缆将外部光源传输至目标物。在导光束接口的末端，有一个与外部照明光缆一体化的、经消毒的出口端防护帽。当纤维支气管镜浸泡在氧化乙烯中消毒时，必须盖上防护帽，以防止损坏插入部的橡胶部件。在纤维支气管镜的运输途中，出口端防护帽也必须盖上。当使用、清洁或消毒纤维支气管镜时，防护帽必须打开，防止插入部漏液。

4. 光源

导光束和光源是纤维支气管镜设备中体积较大的部分。早期的光源体积庞大、不便于移动，以尺寸换取亮度。现在普遍应用一种重量仅为3 kg、功率为150 W的卤素灯作为光源，尺寸要小得多。还设计了既可使用外部光源，又可使用电池照明的纤维支气管镜（如Olympus的LF-GP和Pentax的FI-10BS）。电池盒代替了导光束，内有一节锂电池，可以提供长达60 min的照明。简单的按动电池盒即可打开或关闭电源。这种设计具有多功能和便携式特点，使纤维支气管镜能在很短的时间内从一个手术间移动到另一个手术间、重症监护病房（intensive care unit，ICU）或清创室投入抢救工作。

5. 摄像机和监视器

摄像机和监视器常用于纤维支气管镜检查和气管插管的教学。摄像控制器(camera control unit,CCU)用于控制摄像头的工作,通过一根电缆与摄像头相连,摄像头安装在纤维支气管镜的目镜上。摄像控制器由纤维支气管镜光源提供电源,并通过摄像头采集图像信号,经信号处理后传输至相连的监视器中。监视器中图像的尺寸取决于光路的质量和纤维支气管镜中图像光缆中光纤的数量。例如Olympus的LF-GP有16 000条光纤,而LF-2有6 000条光纤,前者传输的图像尺寸是后者的2.5倍。摄像控制器还可以接录像机记录纤维支气管镜图像。

第四节　　纤维支气管镜的保养、清洁和消毒

1. 保养和维护

纤维支气管镜是一种昂贵精密的医疗仪器,容易损坏老化,使用者应熟悉基本构造及各部件性能,正确地操作,精心地保养,定期检查,才能防止故障发生,延长使用寿命。

(1) 使用前的准备

每次开机前须进行漏气测试,将导光束上的接口端连接到漏气测试仪上,当纤维支气管镜灌入压缩空气后,将镜子浸入水中,如有漏气,则会出现气泡。每年进行一次预防性维护检测可以及早发现问题,避免日后昂贵的维修支出。

冷光源必须连接在有可靠地线的电源插座上,不宜与吸引器连接在同一电源上,以免启动时造成电压波动,干扰电子影像。

从镜柜中取出纤维支气管镜时,应一手抓住控制部,另一手拿住前端部及光导连接部,切勿只拿住控制部而让前端部自由摆动,发生碰撞造成纤维像束断裂及外管破损。用手抚摸检查插入部镜体有无凹凸不平、压折、扭曲隆起等损坏。

术前仔细检查纤维支气管镜是否清晰,管道是否通畅,弯曲调节钮是否灵活;将自动吸引器接头接在纤维支气管镜吸引管外套管内,连接吸引器,并检查吸引装置有无堵塞,检查冷光源亮度,曝光系数是否适宜。术前认真检查活检钳及毛刷,若有锈迹、损伤、易折断迹象时不可再使用。活检钳须开关灵活,咬口锋利,毛刷颈部无弯曲,否则及时更换。

(2) 操作中应注意事项

镜头以及非常精密纤细的光纤束,弯曲部绝对禁止过度弯曲。纤维支气管镜的导光束、导像束为质量好的玻璃纤维,如果过于用力弯曲极易导致损坏,玻璃纤维断裂,镜面就出现黑点,其使用寿命将缩短。在插入气道时,如遇阻力不可强行用力插入。在

清醒患者实施经口腔气管插管时必须使用牙垫,防止患者咬损及手抓插入部镜体。所有线缆不得置于地上以免被踩踏。

活检或刷检时勿用力过猛,否则,易造成插入杆内钢丝折弯变形。钳刷插入遇有阻力,切忌硬行插入,应放松角度固定钮,调节弯曲钮,使钳、刷顺利插入。纤维支气管镜在不用时必须存于专用的储存柜中,插入光缆保持垂直悬挂状态。携带箱只能用于运输时储放纤维支气管镜。专门配备1~2名麻醉护士或操作技师进行常规管理和维护,由专门麻醉医师负责全面管理。

(3)操作后处理

纤维支气管镜使用后,立即关闭光源,及时清洗插入部,清洗时镜前弯曲部保持垂直,镜体插入部终末端避免与硬物碰撞,以防镜面损伤。清洗后镜体插入部用布擦干,将纤维支气管镜悬挂在柜中或者平放于铺有消毒敷料的检查台上,盖消毒巾。目镜、物镜用镜头纸擦拭,目镜擦拭后盖上目镜盖。

(4)纤维支气管镜保管贮存

纤维支气管镜的贮存须选择阴凉通风、干燥地方,室内温度、湿度要适宜,避免过冷、过热、潮湿及阳光直射。

镜柜选择:纤维支气管镜横放还是挂在壁柜内应根据情况而定。横放时镜平稳、镜身、镜头不易因摇摆、震动、碰撞而损坏。悬挂于镜柜内时,挂壁上应贴有海绵,不能让内镜的头端自由摆动,以免损坏接物镜;在悬挂时活检通道及通气道水管道的水分可借引力自行滴出,使镜管保持干燥,如需将内镜携带外出时应将内镜放在专用箱内。

2. 清洁

这一步骤须清除各种污渍。清洁纤维支气管镜时,操作人员必须佩戴手套、防护眼镜以防被血液、分泌物和消毒剂溅到。完善的清洁消毒应能去除99.9%的微生物。每次使用后应立即用温热的肥皂水清洗,以防止血液和分泌物干燥。

附:奥林巴斯(Olympus)纤维支气管镜清洁消毒指南:

初步净化

用泡有清洁剂的
抹布擦洗镜体

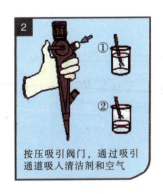

按压吸引阀门,通过吸引
通道吸入清洁剂和空气

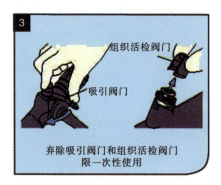

3 弃除吸引阀门和组织活检阀门
限一次性使用

组织活检阀门
吸引阀门

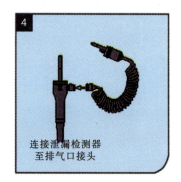

4 连接泄漏检测器
至排气口接头

手动清洁

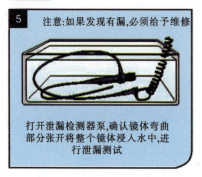

5 注意:如果发现有漏,必须给予维修

打开泄漏检测器泵,确认镜体弯曲
部分张开将整个镜体浸入水中,进
行泄漏测试

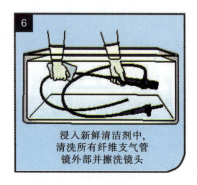

6 浸入新鲜清洁剂中,
清洗所有纤维支气管
镜外部并擦洗镜头

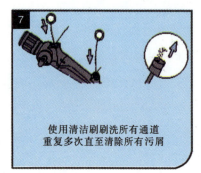

7 使用清洁刷刷洗所有通道
重复多次直至清除所有污屑

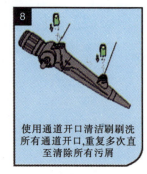

8 使用通道开口清洁刷刷洗
所有通道开口,重复多次直
至清除所有污屑

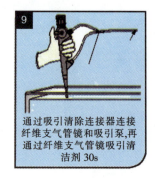

9 通过吸引清除连接器连接
纤维支气管镜和吸引泵,再
通过纤维支气管镜吸引清
洁剂 30s

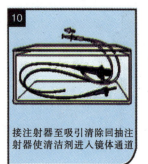

10 接注射器至吸引清除回抽注
射器使清洁剂进入镜体通道

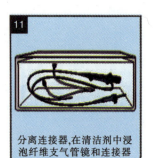

11 分离连接器,在清洁剂中浸
泡纤维支气管镜和连接器

冲洗

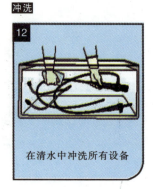

12 在清水中冲洗所有设备

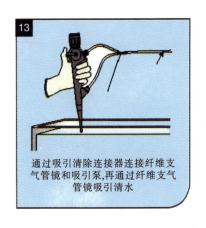

通过吸引清除连接器连接纤维支气管镜和吸引泵,再通过纤维支气管镜吸引清水

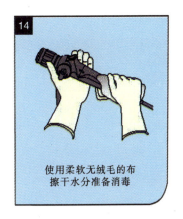

使用柔软无绒毛的布擦干水分准备消毒

3. 消毒和灭菌

消毒步骤能获得较好的消灭微生物的效果,但对细菌头孢和病毒效果不理想。灭菌步骤能消灭所有的微生物包括细菌头孢和病毒。柔性光纤设备的消毒温度不得超过65℃。氧化乙烯(环氧乙烷)的灭菌效果符合要求。不得使用煮沸或高温高压灭菌。化学灭菌法是常用的方法,部分化学灭菌剂的特性及使用见表1-1。

(1) 2%的戊二醛

这是灭菌剂中毒性最大的一种,但使用也最广泛。对操作人员的皮肤、呼吸道和眼睛有很大的刺激作用。推荐的安全浓度是2 ppm。有效防范的措施包括:加强操作人员的培训、提高防范意识;穿着防护服;设置专用区域进行灭菌,并配备通风和自动化操作设备等;操作中必须时刻监控戊二醛的浓度;所有操作人员上岗前须进行体检,一旦发现中毒症状应及时治疗。

(2) 过酸

高酸过酸是一种粉末状的灭菌剂,用于安全、快速地对纤维支气管镜进行消毒。粉末溶于35℃的水以后产生过酸离子,即为活性过酸。液体呈蓝色,带有一些酸的气味。粉末对皮肤有刺激作用而溶液对眼睛有刺激作用。使用时建议佩戴手套和眼镜,但不需要专用房间和设备。粉末灭菌剂的储存时间是2年,而配制成溶液后的有效使用期是24 h。过酸对纤维支气管镜无腐蚀作用。

(3) 二氧化氯

次氯酸钠和有机酸的混合液产生二氧化氯,二氧化氯被作为灭活剂而广泛应用于饮用水产业中。二氧化氯的优点是消毒灭菌时间短,无刺激不良反应,无须专用房间和设备。缺点是可能会使插入部的白色指示圈变得微黄。

表1-1　部分化学灭菌剂的特性及使用

	2%的戊二醛	过酸	二氧化氯
消毒时间(min)	10	5	5
HIV/分枝杆菌	1 h	5 min	10 min
灭菌时间	10 h	10 min	10 min
产品有效期(d)	14/28	1	14
皮肤的刺激性	有	无	无
呼吸道刺激性	有	无	无
眼睛刺激性	有	有	无
腐蚀性	无	无	无

4. 纤维支气管镜的清洁、消毒和灭菌的步骤

有两个问题阻碍将纤维支气管镜作为常规设备经常使用：第一，纤维支气管镜的清洁和消毒需要很长的时间，从而延误其他临床操作。第二，进行纤维支气管镜清洁、消毒和灭菌操作时，麻醉医师助手得离开手术室。戊二醛消毒必须在专用的区域进行，如使用过酸一类的消毒剂，则能在麻醉间快速安全地对纤维支气管镜进行消毒和灭菌。每次完整的操作过程约需15 min。

以PreaSafe消毒剂为例说明清洁和消毒的工具和步骤：

（1）根据生产商的使用说明，每天工作之前将新鲜的消毒溶液准备好储存于麻醉间的塑料容器中。

（2）纤维支气管镜在每次使用之前和使用之后，或在2个患者使用间期进行清洁消毒。

（3）一次使用完毕后，应立即用温水冲洗纤维支气管镜的工作通道。

（4）清洗时，取下吸引端盖帽，打开控制阀，用温热的肥皂水和特制的刷子清洗接口和工作通道。

（5）将纤维支气管镜镜体、吸引端盖帽和控制阀在消毒溶液中浸泡10 min。

（6）从消毒液中取出纤维支气管镜，并用蒸馏水冲洗。

（7）用20 ml的注射器抽取蒸馏水冲洗工作通道。

（8）用蒸馏水清洁吸引端盖帽和阀门，如有必要即予更换。

（9）将表面擦拭干净，打开吸引阀门吸引，确保无液体残留在通道中。

（10）再用于下一个患者前检查纤维支气管镜的各项性能。

5. 纤维支气管镜使用前检查

操作者不仅需要知道纤维支气管镜的原理,还需要知道如何在使用前检查纤维支气管镜。与操作麻醉机一样,每个麻醉医师必须在使用之前检查纤维支气管镜,如果忽略这一步骤,会使操作者无法发现纤维支气管镜潜在的故障,并导致插管失败。纤维支气管镜设备的使用前检查步骤简述如下:

(1) 检查纤维支气管镜是否已经清洁和消毒。

(2) 检查机械部分、操纵控制杆时,观察头部移动方向是否正确,是否存在迟滞、松弛现象。

(3) 连接吸引管和吸引接头,打开吸引阀,检查吸引功能是否正常。

(4) 将导光索插入光源,打开电源开关,检查光源。

(5) 用酒精棉签将镜头除雾。

(6) 将纤维支气管镜的顶端对准一件物体,保持1 cm距离(如设备表面的一个字母),调整光圈使目镜中呈现一个清晰的图像。

(7) 润滑插入部(非顶端),将气管导管套入纤维支气管镜的圆锥部以备使用。

如需要同时使用摄像功能时,相关的操作步骤如下:

(1) 将监视器、摄像头与摄像控制器相连,打开监视器电源。

(2) 将摄像头安装于纤维支气管镜目镜上。

(3) 打开摄像控制器电源。

(4) 调整方向标记(例如仰卧位的患者,麻醉医师站于患者后面,12点钟方向)锁定纤维支气管镜上的摄像头。

(5) 调节摄像头上的光圈对焦,使监视器上显示清晰的图像。

(6) 在将纤维支气管镜和摄像系统用于患者之前,调节白平衡以获得最佳图像。

上述步骤是针对一般摄像控制器和监视器设备最基本的操作步骤,麻醉医师在使用设备前必须仔细阅读生产商的使用手册,熟悉自己的摄像设备。

第五节　纤维支气管镜的选购

目前有多个厂商生产多种型号的纤维支气管镜。纤维支气管镜比较昂贵,购置前须仔细论证以获得最合适的设备,避免浪费资金。论证的内容包括:购买该设备的使用目的(如手术室用还是ICU用或两者都用,专家特定用途,或新生儿使用),技术是否领先。部分纤维支气管镜的性能见表1-2(LF为Olympus公司产品系列,FI为Pentax公司产品系列）。

较适合手术室用的纤维支气管镜是Olympus的LF-2和Pentax的FI-10P2。这些纤维支气管镜适合5 mm或更粗的气管导管使用。电池照明的纤维支气管镜与上述型号相比性能相同，更具备便携的优点（Olympus LF-GP和Pentax FI-10BS），只是稍贵一些，其主要缺点是吸引通道较窄。ICU使用的纤维支气管镜应当具有更好的光学特性和更广的视野，强大的吸引能力，并能选配组织活检器械（Olympus OES30）。虽然这类纤维支气管镜能用于气管插管，但不建议作日常气管插管使用，只在出现较多分泌物或出血时，这类纤维支气管镜能发挥优势。在医院较小或资金不太充裕的情况下，如不能为手术室和ICU分别购买不同用途的纤维支气管镜时，则选择Olympus的LF-TP或Pentax的FI-13P较理想（见表1-2）。专用的纤维支气管镜有用于新生儿的超细纤维支气管镜如Olympus的LF-P或Pentax的FI-7P，用于检查和更换双腔支气管导管的纤维支气管镜如Olympus的LF-DF或Pentax的FI-9BS等。如需进行纤维支气管镜教学和培训，则有必要购置摄像系统和监视器。

表1-2　部分生产商的纤维支气管镜的性能参数及用途

型　号	插入部直径 (mm)	吸引通道直径 (mm)	主要用途	其他用途
LF-2	4.0	1.5	成人气管插管	ICU,双腔支气管导管检查和更换
FI-10P2	3.5	1.4	成人气管插管	ICU,双腔支气管导管检查和更换
LF-GP	4.1	1.5	成人气管插管	ICU,双腔支气管导管检查和更换
FI-10BS	3.5	1.4	成人气管插管	ICU,双腔支气管导管检查和更换
LF-TP	5.2	2.6	成人气管插管	ICU
FI-13P	4.2	1.8	成人气管插管	ICU
OES-30	6.0	2.2	ICU	成人气管插管
LF-DP	3.1	1.2	双腔支气管导管检查和更换	成人、新生儿气管插管
FI-9BS	3.1	1.2	双腔支气管导管检查和更换	成人、新生儿气管插管

型　号	插入部直径 （mm）	吸引通道直径 （mm）	主要用途	其他用途
LF-P	2.2	无	新生儿气管插管	—
FI-7P	2.4	无	新生儿气管插管	—

第六节　纤维支气管镜技术的新进展

由于纤维支气管镜具有良好的弯曲性，清晰度高，可见范围大，一般能窥视到亚段支气管，在以下诸多领域有广泛应用：

（1）肺部疾病诊治，如：气管肿瘤、肺结核、支气管肺泡灌洗等。

（2）代替胸腔镜对胸膜病变的诊治，如：胸腔积液的抽取、难治性气胸的诊断等。

（3）急诊医学，如：记忆合金支架治疗气道狭窄、困难气管插管、气管异物等。

（4）胸外科疾病诊治，如：创伤性支气管断裂、食管癌手术评估等。

（5）耳鼻咽喉疾病诊治。

进入90年代后期以来，柔性电子内窥镜正在日益取代光导纤维内窥镜，其主要缺点是价格昂贵。

柔性电子内窥镜的优越性体现在以下几个方面：

（1）观察视野大于光导纤维内窥镜的视野。

（2）色彩更为丰富，分辨率更高，图像层次更丰富。

（3）使用寿命更长，由于光导纤维易损坏，因此纤维内窥镜的使用寿命较短。而柔性电子内窥镜采用前端CCD（电荷耦合器件）摄取图像，经电缆传输到镜体后部，因此理论上不存在易损部件。

（4）便于对电子图像进行自动优化和后处理，例如局部放大。

（5）柔性内窥镜的电子化能使内窥镜在保持外径不变的情况下，增大工作通道内径。

内窥镜电子化是内窥镜技术的发展方向，因此，纤维支气管镜也将逐渐被电子支气管镜所代替。电子支气管镜整套设备包括电子支气管镜、图像处理器、冷光源和监视器，电子支气管镜同样由三部分组成：镜体、插入光缆和照明光缆。电子支气管镜整套设备的原理和使用方法与安装了摄像系统的纤维支气管镜类似，不同的是安装于目镜上的CCD摄像头被安装在插入部顶端的、与镜体一体化的微型CCD所取代，CCD摄取图像后经镜体内部的电缆传输至外部图像处理器,因此电子支气管镜镜体部和插入部没有图像光导纤维束而只有图像传输电缆。电子支气管镜镜体没有目镜,代之以一组摄像控制键。插入部的两条照明导光束仍然保留,为CCD摄取图像提供照明。

（阮肖晖　连庆泉）

参考文献

1. Popat M, ed. Practical fibreoptic intubation. 1st edn. Oxford: Butterworth Heinemann, 2001；1~18

2. Taylor PA, Towey RM. The broncho-fiberscope as an aid to endotracheal intubation. Br J Anaesth, 1972;44: 611~612

3. Bhattacharyya N, Kepnes LJ. The effectiveness of immersion disinfection for flexible fibreoptic laryngoscopes. Otolaryngol Head Neck Surg, 2004; 130: 681~685

4. Stiles CM, Stiles QR, Denson JS. A flexible fiber optic laryngoscope. JAMA, 1972; 221: 1246~1247

5. Bailey B. Laryngoscopy and laryngoscopes—who's first?: the forefathers/four fathers of laryngology. Laryngoscope, 1996;106: 939~943

6. Koltai PJ, Nixon RE. The story of the laryngoscope. Ear Nose Throat J, 1989; 68: 494~502

7. Jephcott A. The Macintosh laryngoscope. A historical note on its clinical and commercial development. Anaesthesia, 1984; 39: 474~479

8. Bannister FB, MacBeth RB. Direct layrngoscopy and tracheal intubation. Lancet, 1944; 651~654

9. Shulman GB, Connelly NR. A comparison of the Bullard laryngoscope versus the flexible fibreoptic bronchoscope during intubation in patients afforded inline stabilization. J Clin Anesth, 2001; 13: 182~185

10. Kaplan MB, Ward DS, Berci G. A new video laryngoscope—an aid to intubation and teaching. J Clin Anesth, 2002; 14: 620~626

11. Cooper RM. Use of a new videolaryngoscope（GlideScope®）in the management of a difficult airway. Can J Anesth, 2003; 50: 611~613

12. 王桂英, 贺正良. 纤维支气管镜及其附件的维护与保养. 中国内镜杂志, 2000. 6: 67

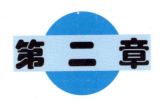

纤维支气管镜引导气管插管技术训练

　　纤维支气管镜技术在过去几年的进展非常快速，这些进展也逐渐被应用于临床。至于临床麻醉方面的应用，主要还是完成和确定气管插管，以及支气管插管前下呼吸道的检查。ICU中的应用也日渐增多，其他方面的应用也已有报道，如困难情况下应用纤维支气管镜行鼻胃管插管。鉴于纤维支气管镜在临床麻醉中的应用对高质量的麻醉管理和重症治疗方面是如此的重要和关键，每个麻醉医师都应当学会使用。纤维支气管镜引导气管插管技术已经成为气道管理中一个全新的领域，它已经被证明是用于气道评估和困难气管插管的一种非常有用的工具。然而，它在临床麻醉工作的应用还有待于进一步扩展和提升。

第一节　技术训练的必要性

1. 目前存在的问题

　　尽管纤维支气管镜用于临床麻醉已有好多年，它在困难气道管理中的应用价值也一再被强调，许多麻醉医师还是从来没有使用过。1988年美国开展一项有关麻醉教育的"麻醉住院医师应当掌握的技术"调查中，纤维支气管镜引导气管插管技术位居第一，被认为是住院医师最应该优先学习的技术。而同时的一项调查结果表明，75%被访者从来没有使用过纤维支气管镜或者经验非常有限。在另一项调查中发现，90%的麻醉科室拥有自己的纤维支气管镜，然而，他们当中的75%麻醉医师要么从来没有使用过或只用过有限的几次并因为很高的失败率而已经放弃使用。这些调查清楚地表明，临床需求、费用或纤维支气管镜的缺乏并不是影响麻醉医师纤维支气管镜低使用率的因素。相反,临床需求是明摆着的,而且纤维支气管镜仪器也就在科室里呆着,但他们并不用它。

许多麻醉医师对纤维支气管镜引导气管插管技术总有一种害怕的心理,他们依靠自己开始尝试学习这项新技术的背景环境比想像中的要差很多。通常情况下,第一次尝试使用纤维支气管镜引导气管插管技术往往就在清醒的困难气管插管患者身上,因为没有经过正确、良好的训练,失败是预料中的结果;如此一来,他们就会感到慌张、迷惑和彷徨,认为纤维支气管镜引导气管插管技术是不可能的事情,并将纤维支气管镜束之高阁。缺乏训练和经验是纤维支气管镜引导气管插管失败最常见的原因,同时也是纤维支气管镜使用受限的原因之一;其他导致失败的原因包括分泌物和出血的影响、局部麻醉不充分、会厌与咽后壁之间的空间狭小、气道解剖扭曲、经纤维支气管镜置入气管导管不能、纤维支气管镜从气管导管内退出不能等。

毫无疑问,熟悉纤维支气管镜引导气管插管技术应当从我们的教学计划开始。1996年加拿大一项调查表明麻醉住院医师很少接受气道管理的轮转培训计划,而有轮转培训计划的医院其培训内容除了直喉镜下气管插管外,还包括纤维支气管镜引导气管插管(100%)、光导管引导气管插管(92.9%)、管芯辅助气管插管(71%)、气管切开术(71%)和逆行气管插管(28.6%),2002年的相应调查增加了喉罩插管的培训内容,同时更多培训中心开始教学气管切开术(86%)和逆行气管插管技术(79%)。

2004年英国一项调查表明,对未曾预料的困难气管插管,99%的麻醉医师会首先通过调整头颈位置并使用管芯尝试气管插管;如果还是失败,90%有备选方案,而10%没有。在备选方案中,64%选择纤维支气管镜引导气管插管,26%选择盲插技术。与顾问医师相比,住院医师很少选择纤维支气管镜引导气管插管,而是采用盲插技术或者叫上级医师处理。尽管纤维支气管镜引导气管插管仍是最为常见的未预料困难气管插管失败的备选方案,然而住院医师和新手很少使用,其主要原因是缺乏训练和经验。

2. 纤维支气管镜引导气管插管的技术特点

纤维支气管镜引导气管插管技术有别于常规的喉镜下气管插管技术,它是一种新的智力操作技能(psykomotor skills)。其实,纤维支气管镜引导气管插管技术的智力操作技能并不比蛛网膜下腔或硬膜外穿刺操作技术难。在临床实践中引入一种新的智力操作技能与引入一种新的认知概念(cognitive concepts)如怎样正确使用一种新药不同,需要另外一种不同的途径和方法。不像常规的喉镜下气管插管技术,麻醉医师一开始从事麻醉工作就接受该技术的教育和培训,而且是在麻醉下的患者身上进行。而纤维支气管镜引导气管插管技术并不能采取"见一个,做一个"(see one, do one)的方式,纤维支气管镜是一种复杂的插管用工具,需要一定的技术条件下才能使用。因此,只有通过严格的方法有组织的学习才会获得该技术。

纤维支气管镜引导气管插管这种智力操作技能的教学包括许多方面的重要内容，主要包括认知技术(cognitive skills)和专业技术(technical skills)两个方面。认知技术主要有适应证、使用范围(limitation)、气道解剖、异常气道解剖的识别能力、合适的术前用药、清醒镇静、局麻技术、监测、插管失败的原因、获得气道控制的其他替代手段等方面内容。专业技术主要有纤维支气管镜的保养和维护、检查纤维支气管镜及其辅助设备的能力、仪器操作手法的灵巧度、纤维支气管镜引导气管插管的途径和方法、在可接受的时间内完成气管插管的能力等内容。有人可能会认为仅掌握专业技术就已经足够，然而，认知技术也是非常重要的，即使操作者专业技术再好，如果违反认知技术方面的一些原则，就会产生不良后果。

第二节　技术训练教学方法

最好的方法是把学习过程分割成几个部分，教和学各给予一定时间，这是有组织学习的基础。有组织的学习有很多种方法，最基本的原则是训练者在患者身上操作之前有足够多的机会了解纤维支气管镜的结构并在模型上练习操作纤维支气管镜的手法和眼睛辨认并解释所看到的视野，尤其是病理状态时的镜下视觉技术。

1. 牛津纤维支气管镜引导气管插管技术训练大纲

牛津的纤维支气管镜引导气管插管技术训练大纲包括临床前和临床两部分。把整个过程分成临床前和临床两部分，是为了强调在患者身上训练之前课堂教学的重要性。

（1）临床前部分。这部分工作在训练室进行，主要训练手—眼协调性和镜下视觉技术，内容包括：

1）介绍和说明纤维支气管镜设备（包括清洁和消毒）；

2）讨论纤维支气管镜引导气管插管技术的原则；

3）录像教学纤维支气管镜引导气管插管技术（麻醉和清醒的患者）；

4）在牛津纤维支气管镜引导气管插管教学模型和人体模型上练习。

（2）临床部分。内容包括：

1）在正常气道患者（麻醉）身上练习经鼻和经口纤维支气管镜引导气管插管技术；

2）解说清醒纤维支气管镜引导气管插管时呼吸道麻醉和镇静技术；

3）困难气道患者清醒纤维支气管镜引导气管插管训练。

牛津训练大纲的最终目的就是为了学员能够在患者身上进行安全和成功的纤维

支气管镜引导气管插管技术操作。首先在麻醉下的患者身上进行操作以实践并巩固纤维支气管镜引导气管插管技术,学员必须通过自己的手法操作保持镜头于视野的中心位置。开始感受气道分泌物、血和气道塌陷等问题及其他一些问题,学习如何处理这些问题。学员到底需要在麻醉下的患者身上施行多少例数的操作后才会确切熟练地掌握纤维支气管镜引导气管插管技术尚无具体的定论。有些学员学得快些,而有些就需要较长的时间。

训练大纲的最后步骤才是清醒纤维支气管镜引导气管插管技术的教学训练,需要掌握患者的清醒镇静、上呼吸道局部麻醉技术,这是大纲最难的一部分。

然而,美国的纤维支气管镜引导气管插管技术教程与牛津的训练大纲有所不同,并不认为清醒纤维支气管镜引导气管插管技术是训练最困难的部分,相反,经过模型训练的学员首先会在患者身上练习清醒纤维支气管镜引导气管插管,认为这样具有其独特的好处,介绍如下。

2. 美国的纤维支气管镜引导气管插管技术训练教学方法

主要包括七个依次步骤:

(1) 纤维支气管镜的仪器介绍

首先介绍并探讨纤维支气管镜的物理特性、构造原理、不同功能的操作手法、如何手握纤维支气管镜。特别需要强调仪器的维护和如何避免损坏,对所有使用和清洁纤维支气管镜的护士、技术员进行培训非常关键,给予他们的培训越早越好,以避免不必要的损坏。

(2) 在气管支气管模型(tracheobronchial model)上练习(图2-1)

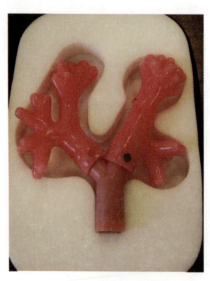

图2-1　气管支气管模型

在气管支气管模型主要学习如何操作纤维支气管镜,熟悉镜视野下不同结构的特点。学生应该练习到能够根据所指定的方向快速准确地暴露肺模型的各个部分。一般独立练习3~4h就能够达到所需要的纤维支气管镜操作的灵巧度,这个步骤对学习有效且正确的纤维支气管镜操作手法很关键。

(3)在人体模型上操作(图2-2)

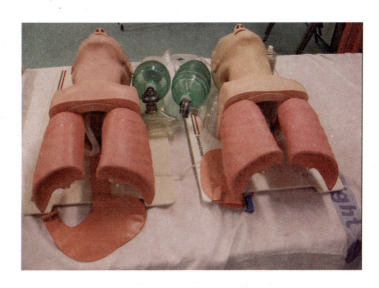

图2-2 气管插管人体模型

指导老师介绍具体的操作步骤,包括经口和经鼻,清醒和麻醉状态下;同时也介绍如何在纤维支气管镜下通过测量导管头端与隆突间的距离核查气管导管的位置。学员必须练习每一步骤直至掌握,这样就可以转而准备到患者身上练习了。在人体模型上练习很重要,但相比来说在气管支气管模型上的练习则更为关键。

(4)在清醒镇静患者身上练习

对没有经验的纤维支气管镜使用者来说,镇静并经过良好局麻的患者可以为操作者在稳定的操作条件下提供足够的时间和良好的机会学习纤维支气管镜的使用。安全的镇静药使用、必要的患者监测、良好的气道局部麻醉都是一个成功的纤维支气管镜下清醒气管插管非常重要的因素。

鲜活的实例患者给学员提供了新的挑战,如分泌物、血液、镜头雾化、局麻不充分伴气道反应、患者体动等。此时学员应当着重学会处理这些问题,它们中的任何一个因素都有可能导致气管插管的失败。

一般来说,患者都能够很好接受清醒镇静的纤维支气管镜引导气管插管,在学习纤维支气管镜引导气管插管的过程中应该鼓励更加自由地使用清醒气管插管。勿庸置疑,清醒气管插管在处理困难气道患者中扮演着重要的角色,麻醉医师必须熟练掌握清醒气管插管技术的各个方面,包括处理各种问题,而不仅仅是纤维支气管镜的操作手法。

(5) 在全麻患者身上练习

在清醒纤维支气管镜引导气管插管中获得一些经验后,学员应当开始在全麻患者身上练习纤维支气管镜引导气管插管,首先应该在施行常规手术且上呼吸道解剖正常的患者身上实践。指导老师介绍具体步骤,以及助手的作用和职责。一般来说,经过10例清醒纤维支气管镜引导气管插管后,大部分住院医师(学员)全麻纤维支气管镜引导气管插管的成功率超过90%;熟练之后,全麻纤维支气管镜引导气管插管可以很容易地在呼吸中断30～60 s内完成。随着学员纤维支气管镜使用经验的不断增加,对异常气道解剖患者的气管插管成功率也逐渐提升。

(6) 在气管支气管模型上练习支气管导管的定位

在气管支气管模型上练习左和右侧支气管导管的插管和定位,这对学员理解如何准确放置支气管导管以及如何通过各种方法予以证实和调整校正导管的不到位或通气故障都大有裨益。

(7) 练习双肺隔离技术

学员在模型上练习双腔管气管插管之后,就可以在需要的患者身上练习使用纤维支气管镜下双肺隔离技术。

第三节　技术训练教学的其他方法和辅助设备

1. 在模型上练习之后,可以在经鼻气管插管患者身上练习经口途径暴露气道。

2. 对施行口部手术的患者常规使用纤维支气管镜下经鼻气管插管。

3. 有报道采用经鼻喷射通气辅助技术 (transnasal jet ventilation-assisted FOI)行纤维支气管镜下经鼻气管插管,一侧鼻孔行纤维支气管镜引导气管插管,对侧鼻孔由另外的麻醉医师通过鼻导管给予喷射通气,学员在练习纤维支气管镜引导气管插管技术的同时最大限度地保持患者舒适和安全。

4. 有建议使用麻醉的猪作为临床模型用于纤维支气管镜引导气管插管教学,其经验还是值得肯定。然而,动物模型的制备有许多缺点,包括费用、时间、管理和使用动物用于学习专业技术的合理性。

5. 除了气管支气管模型和人体模型,其他设备在纤维支气管镜引导气管插管教学中也是很有帮助的。录像和电视屏幕可以使指导老师和学员同时观察操作过程,这样指导老师可以对整个气管插管过程给予逐步的解释说明。虽然各种气道辅助设备、通气面罩并不是很关键,但在插管过程中也很有帮助。

第四节　纤维支气管镜引导气管插管训练的组织

尽管困难气管插管不是经常遇到,但是必须提醒自己的是,其结果可能是灾难性的。解决困难气管插管的决定性方法可能并不存在,但是纤维支气管镜引导气管插管技术无创,可以用于清醒患者,对气道无损伤,是一种非常好的选择(strong candidate)。纤维支气管镜引导气管插管的成功率高,适用于直接喉镜气管插管困难或失败、或者禁忌使用直接喉镜的患者,而且对患者的刺激远小于用直接喉镜气管插管,但纤维支气管镜引导气管插管的操作复杂,耗时较长。另外,纤维支气管镜的清洗消毒时间很长,难以在短时间内应用于多个患者。纤维支气管镜的价格昂贵,易损坏,故在急诊室中应用受到一定的限制,也不宜在院前使用。

即使很多医院的麻醉科拥有纤维支气管镜,但是很少有正式的培训教学计划,顾问医师缺乏经验,或者根本没有建立这方面的培训计划。英国的一项调查表明,大多数的纤维支气管镜引导气管插管技术熟练的顾问医师都是在教学医院、医学院校的附属医院。

理论上,每个学员(接受训练者)应当在镇静和局麻下的患者身上练习纤维支气管镜引导气管插管技术(清醒插管技术),有些人认为这不符合伦理,因此在全麻患者身上练习是必不可少的。然而,有些麻醉医师已经在临床培训中应用这种清醒气管插管技术,不仅应用在有临床指征的患者,而且还应用于常规的技术练习和教学,建议这种技术练习应该限制于术前常规准备的ASA I 或 II 级患者。

纤维支气管镜引导气管插管技术的训练其存在的问题及其解决方法已有所述。毫无疑问,有组织的学习训练是有其价值所在的,问题是如何把学习训练中的原则带到临床实践中去,这需要团队精神并包括一些重要的因素。纤维支气管镜是贵重的仪器设备,需要建立一个运行系统,包括安排常规的仪器维护和清洁。

1. 训练指导老师

应该是知识渊博、经验丰富、技术熟练并在临床上经常行纤维支气管镜引导气管插管操作且对该技术的临床应用及其有效性持有肯定态度的顾问医师。在一个科室并不是所有的顾问医师都能胜任这个职责,而最好的办法是有一个小团队去组织这项训练。另外,学员必须有足够的实践操作机会,直至在指导老师的监督下掌握该技术。

2. 场地设备(图2-3)

如前所述,在临床前要有一个气道训练室非常重要;纤维支气管镜和录像/监测系统,以及其他辅助设备。模型教学在医学教学方面具有很重要的地位和诸多优点。

尽管纤维支气管镜操作可以在急诊室、ICU、手术室或患者病房床旁进行,但是除非存在明显的禁忌证,纤维支气管镜操作应当在一个特定的场所施行,这样操作医师拥有全套的设备、监测仪器和必要的药物,以保证患者的安全。在一些医疗单位,已经开始使用移动推车,推车上有纤维支气管镜整套的设备和急救复苏用的必需药品。

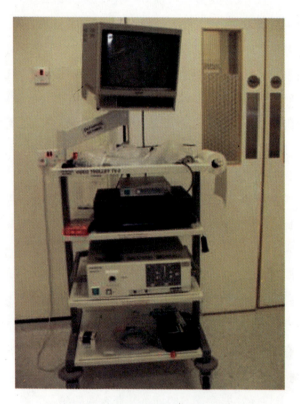

图2-3 纤维支气管镜引导气管插管技术的训练设备

3. 清洁和消毒(图2-4)

纤维支气管镜引导气管插管技术训练最主要的障碍之一是不同患者之间必须进行设备的清洁和消毒,而通常被认为是导致手术拖延的原因和不能施行纤维支气管镜引导气管插管技术训练的借口。麻醉室内使用简单和有效的消毒方法和设备可以避免这些问题。

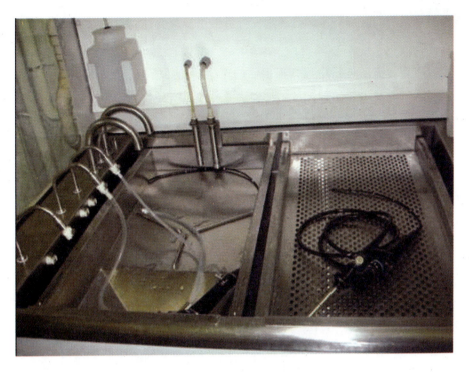

图2-4　纤维支气管镜清洁和消毒设备

4. 患者选择

选择行气管插管的全麻手术患者,口腔手术患者是经鼻纤维支气管镜引导气管插管技术训练教学的理想对象,当然其他手术患者如普外科和妇科手术患者也可有条件选择。

5. 麻醉助手

麻醉助手是训练团队里的重要成员。纤维支气管镜引导气管插管操作时需要熟练的助手参与进行,助手的任务包括患者的准备并保持其稳定、给予患者必要的监测(心率、通气、脉搏氧饱和度、皮肤颜色等)、整个操作过程给予操作者帮助和对操作结束后的患者给予监护等。

6. 外科医师

在患者身上练习,应该让外科主治医师和手术室护士知道和了解纤维支气管镜引导气管插管的情况和目的。外科医师与大多数麻醉医师之间都会存在误解,他们认为纤维支气管镜引导气管插管训练使手术延迟和患者恢复变慢。如果有准确的安排和计划,这种观点并无错。在决定选择患者进行纤维支气管镜引导气管插管训练时,应该与外科医师取得共识和配合。

如果时间是一个主要因素,建议选择施行外周手术的患者,这样可以在外科医开始患者准备的同时麻醉医师行纤维支气管镜引导气管插管操作。

7. 教育

教育在新思想的传播中起到很重要的作用。如同任何新技术应用于临床麻醉一样，对科室所有医生和护理人员进行纤维支气管镜引导气管插管技术教育很重要，必须建立一整套训练程序和计划。

第五节　熟练与精通

很难说一个麻醉医师在何种程度下被认为达到熟练掌握纤维支气管镜的使用。达到所需精通要求的练习次数也有争议，通常认为有些学员能很快学会操作，次数主要依赖于个体和所采取的学习程序。一项随机临床试验表明，那些从系统培训中学习出来的学员比传统的"见一个，做一个"的学员其成功率要高。另外的研究也表明，通过气管支气管模型练习掌握纤维支气管镜的使用及其正确操作手法的学员，在正常气道解剖患者经鼻纤维支气管镜引导气管插管时，其成功率超过85%。

Johnson和Roberts对经过至少8个月训练且无纤维支气管镜引导气管插管临床经验的4名麻醉科住院医师进行了研究，每名住院医师在麻醉患者经口纤维支气管镜引导气管插管前均在教学模型上练习15 min，观察他们操作的成功率以及插管时间(最后一次面罩通气至开始通过气管导管通气，减去期间需要的重复面罩通气的时间)。结果表明，初始的5例患者，他们的首次插管成功率为50%，6～10例患者其首次插管成功率提高至90%，而11～15例患者时其首次插管成功率均达100%。由此他们的结论认为，通过10例的全麻纤维支气管镜引导气管插管练习可以达到可接受的专业技术要求，10例之后的气管插管时间平均水平为1.2～1.5 min。Delaney和Hessler等报道的经鼻纤维支气管镜引导气管插管的临床经验与上述研究结果相似，也提示在操作9～10例患者后插管时间明显缩短。

在临床条件下很难对精通的水平进行测量与评定，Ovassapian等认为，经过气管支气管模型和人体模型的练习、15～20例正常气道解剖患者中有效的清醒纤维支气管镜引导气管插管练习和相同例数患者全麻纤维支气管镜引导气管插管练习，足以使大部分学员获得独立进行纤维支气管镜操作所必需的技术和经验。然而，对于气道异常的患者，安全和有效使用纤维支气管镜引导气管插管技术所需要的训练例数尚未可知，需要进一步研究。根据相关知识，可能需要100例或以上的纤维支气管镜下行气道评估、气管插管、双腔支气管插管的使用例数才能获得独立和成功地在气道异常患者身上行纤维支气管镜操作所必需的经验。

任何专业技术的熟练与成功有赖于几个因素,包括该技术的训练使用次数、学员的学习速度与手法灵巧性、指导老师的知识水平等。在给予一个学员独立操作权之前,要考虑该学员的整体表现,而不仅是他的操作次数是否达到要求。对每个学员来说,在麻醉培训的早期阶段就给予纤维支气管镜引导气管插管教学和训练,他们就会有足够的时间和机会得到熟练地掌握该技术。

第六节　伦理道德和患者知情同意

很多医院都把气道管理技术的培训纳入住院医师制度化培训规范,但是,大部分的报道均未提及患者的知情同意这一问题。对某些人来说,患者的知情同意问题就好像一个自欺欺人的争论。

在麻醉下患者中练习纤维支气管镜引导气管插管技术,有部分麻醉医师就非常注重伦理道德方面的考虑。在英国,麻醉医师协会的文件《麻醉相关信息与知情同意》建议:至少获得患者的口头同意,但如果是医院临床工作中常规开展的技术,并不需要详细介绍麻醉的每一个步骤。

对没有特别指征的患者采用纤维支气管镜引导气管插管技术是否合理呢?要回答这个问题,首先需要考虑纤维支气管镜引导气管插管引起的生理变化。问题是纤维支气管镜引导气管插管技术训练是否会增加患者的危险,或者是否可以认为是一个常规的操作程序?同样的,拟采用的路径也存在争议,训练者是否该使用经鼻或经口途径行纤维支气管镜引导气管插管技术训练?许多研究通过与常规的喉镜下气管插管进行比较,认为无论经口或经鼻纤维支气管镜引导气管插管都是安全的,研究表明初始阶段经鼻路径可能有更高的成功率,然而,路径选择应当考虑到所施行手术的影响,如颌面部手术就应采用经鼻途径。

不同的气道管理技术选择到底有何不同?其不同主要在于不必要的医疗计划给患者带来的危险程度。Allen等认为,用于教学目的的简单操作如直喉镜下气管插管、光导束引导下气管插管或喉罩使用可以不需要患者的知情同意,气管食道联合导管可能例外,虽然食道破裂的危险性很低,然而其结果是灾难性的。作者同时认为,患者麻醉下行纤维支气管镜引导气管插管危险性很小,与直喉镜下气管插管相比并发症较少,无需患者的知情同意。任何明显偏离常规治疗标准的操作都应当在患者的知情同意后才能进行,包括清醒纤维支气管镜引导气管插管、所有逆行气管插管。为了不因经验不足而导致患者危险,在教学过程中住院医师在所有气管插管操作期间都应当常规地在上级医师的指导下进行。

目前尚缺乏统一的纤维支气管镜引导气管插管技术训练指南,在是否需要患者的知情同意这一问题上还存有一些争议。美欧的一些气道管理专家认为行气道管理教学,特别是纤维支气管镜引导气管插管技术训练时需要患者的知情同意。然而,在美国,Benumof教授在他的训练程序中认为这并不必要。而在英国,困难气道协会中的大多数麻醉医师在辩论投票中认为对不知情的患者行气道管理教学不符合伦理。

（上官王宁）

参考文献

1. Bokhari A, Benham SW, Popat MT. Management of unanticipated difficult intubation: a survey of current practice in the Oxford region. Eur J Anaesthesiol, 2004; 21: 123～127

2. Popat M, ed. Practical fibreoptic intubation. 1st edn. Oxford: Butterworth Heinemann, 2001; 19～25

3. Boyce JR, Waite PD, Louis PJ, et al. Transnasal jet ventilation is a useful adjunct to teach fibreoptic intubation: a preliminary report. Can J Anaesth, 2003; 50: 1056～1060

4. Ovassapian A, Dykes MH, Golmon ME. A training programme for fibreoptic nasotracheal intubation. Use of model and live patients. Anaesthesia, 1983; 38: 795～798

5. Smith JE, Fenner SG, King MJ. Teaching fibreoptic nasotracheal intubation with and without closed circuit television. Br J Anaesth, 1993; 71: 206～211

6. Popat M. Teaching and training in fibreoptic intubation. Cpd Anaesthesia, 2000; 2: 66～71

7. Mason RA. Education and training in airway management. Br J Anaesth, 1998; 81: 305～307

8. Mason RA. Learning fibreoptic intubation: fundamental problems (Editorial). Anaesthesia, 1992; 47: 729～731

9. Vaughan RS. Training in fibreoptic laryngoscopy. Br J Anaesth, 1991; 66: 538～540

10. Allen G, Murray WB. Teaching airway management skills: what about patient consent? Anesthesiology, 1996; 85: 437～439

11. Graham CA. Advanced airway management in the emergency department: what are the training and skills maintenance needs for UK emergency physicians? Emerg Med J, 2004; 21: 14～19

12. Levitan RM, Rosenblatt B, Meiner EM, et al. Alternating day emergency medicine and anesthesia resident responsibility for management of the trauma airway: A study of laryngoscopy performance and intubation success. Ann Emerg Med, 2004; 43: 48～53

13. Kovacs G, Bullock G, Ackroyd-Stolarz S, et al. A randomized controlled trial on the effect of educational interventions in promoting airway management skill maintenance. Ann Emerg Med, 2000; 36: 301～309

14. Zirkle M, Blum R, Raemer DB, et al. Teaching emergency airway management using medical simulation: a pilot program. Laryngoscope, 2005; 115: 495～500

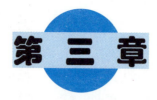

第三章

纤维支气管镜引导气管
插管基本技术

　　纤维支气管镜引导气管插管技术是一门非常重要的气道管理技术,目前已经形成共识,学习纤维支气管镜引导气管插管技术是每个麻醉医师培训的课程项目之一,当然得必须具备一些条件才能使学习过程变得更加方便合理。学员首先必须要有一定能力和学习动机,学习过程需要积极主动,目的明确,而且其反馈的信息应当体现其相关的目的。对动作技巧的学习(motor learning)来说,经过良好准备的练习以及在专家观察指导下给予反馈是必需的。

第一节　　纤维支气管镜引导气管插管的操作手法

1. 握镜(图3-1)

　　操作者一只手(左或右手)掌握纤维支气管镜镜体,另一只手的拇指和食指捏住镜头,握镜体一手的拇指握在控制杆(control lever),食指按在吸引按钮上,需要时即予以吸引操作。控制杆握在手心,保持垂直位(前后)移动纤维支气管镜头。任何时候都要保持插入部镜体笔直并绷紧,如果弯曲或松弛,镜体的旋转可能不会有效地改变镜头的方向。

2. 镜头端的操作方法(图3-2)

　　操作者通过三个方向的不同变化操作使镜头朝所需要的目标位置行进,三种方向包括镜头的前进或后退、弯曲和旋转。有时镜头后退是必须的,假若纤维支气管镜已经置入太多。镜体上的控制杆只能使镜头方向以垂直水平改变,控制杆朝下按时,镜头向上弯曲,往上推时,镜头向后弯曲。需要镜头朝侧方向移动时,必须通过镜体朝目标方

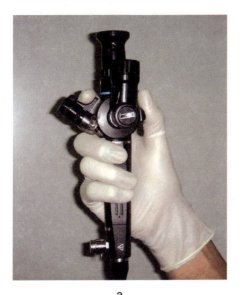
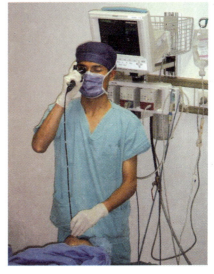

a　　　　　　　　　　　　　　　　b

a 掌握纤维支气管镜的手法　b 任何时候都要保持插入部镜体笔直和绷紧

图3-1

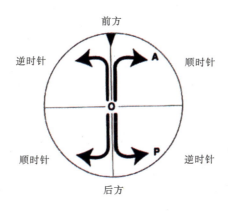

图3-2　镜头操作的二维图解

向侧旋转同时保持镜头偏斜弯曲。在实践过程中,一个到位的纤维支气管镜操作技术需要包括三种基本手法的同时操作,使得镜头朝目标方向行进。

如图3-2 所示,目镜或监测屏幕上的视野可分为一个圆形中的四个象限,定向标志(orientation marker)设为12点的位置(定向标志指引镜头向前方向移动),假设镜头需要从位于视野的中心位置O点移至A点,具体操作手法是:往下按控制杆使镜头向前弯曲,同时顺时针方向转动镜体。同样地,往上推控制杆使镜头向后弯曲并逆时针方向旋转镜体就可以使镜头从O点移至P点。事实上,上述整个操作是三维的,都需要镜体的向前推进。

3. 操作者和患者的位置

操作过程中操作者一定要保持舒适的位置,保持自然和放松,如果位置太矮应该使用脚垫而不能脚尖踮起来以使镜芯保持径直。如果位置不舒适,手臂很快就会感到疲劳,镜芯就不可避免地弯曲和松弛。另一个办法是镜体和镜芯的角度,手握镜体并与镜芯有一定的角度,这样有效的镜芯长度减少,可绷紧镜芯,并使操作者感到舒适。一个常见的问题是操作者在操作时移动他们自己的身体,而不是镜体,应当尽量避免。

操作者可以站在患者的头后侧或两侧,患者可仰卧或侧卧,而有些麻醉医师在清醒纤维支气管镜引导气管插管时更愿意患者采用坐位。在训练的开始阶段,应该让患者仰卧位、操作者站在患者的头后侧并通过监测屏幕学习如何识别上呼吸道的解剖。麻醉医师最熟悉这种位置,气道解剖与常规直接喉镜下所见到的类似。

第二节　在模型上练习操作技巧和手-眼合作

纤维支气管镜引导气管插管过程中,"眼睛"就是镜头前端的物镜。不像直喉镜下气管插管那样眼到手到的直视(直接接触)操作,喉镜柄和喉镜片可以在眼睛直视下操作移动;而纤维支气管镜引导气管插管则是眼看镜体上的目镜或者监视器,这对于一个已经习惯于直喉镜下气管插管的麻醉医生来说有点别扭,这就必须要重新训练我们的眼(适应二维操作)、手(适应特殊长柄器械的远距离操作)和镜下解剖(局域放大的解剖结构),需要花很多时间去训练和体会,同时需要有足够的耐心和毅力。

纤维支气管镜引导气管插管技术是一个复杂的智力操作技能,包括感知、反应选择和运动控制等方面的相互作用,这类技术的主要特点是通过有效的练习才能使其操作水平显著地得以提高。因此,掌握纤维支气管镜引导气管插管技术不仅需要彻底了解仪器的工作原理,而且需要操作技术的大量实践。初始的实践最好在教学模型上获得,模型有许多种,其主要的目的就是为了给学员提供机会,以理解镜体的不同操作是如何转化成镜头的方向移动的。当一个操作者(学员)执行纤维支气管镜引导气管插管的某一个操作步骤不需要下意识地考虑其具体的手法操作时,说明已经达到熟练的手法灵巧度和手-眼合作技巧了。就好像学开车一样,开始阶段换档的时候都需要事先考虑一下,但通过一段时间的实践后,在手操作的同时就不用大脑考虑后再"告诉"手怎么做了。在患者身上实践之前通过教学模型掌握这些纤维支气管镜引导气管插管的操作手法和技术很重要。通常的教学模型有"Laerdal"支气管树和各种"多孔箱"(Hit the Hole Boxes)。

在医学继续教育过程中,有些教育方法完全依赖于模型,这种模型教育避免了在生物原料、活体动物、志愿者和麻醉患者中可能出现的各种问题。纤维支气管镜引导气管插管技术是一种新的智力操作技能，在专门的练习工作室采用模型进行训练是非常有效的培训手段。在人体模型上练习纤维支气管镜引导气管插管时，人体模型可以不同的体位放置(仰卧位、侧卧或坐位)，同时训练者也可以站在模型头后侧或头前侧训练。

Dykes等报道了一种纤维支气管镜引导气管插管技术教学计划，在练习工作室采用四种不同模型(包括Zavala支气管肺模型、橡胶气管支气管模型、Laerdal成人及小儿气管插管模型)进行训练60 min,支气管肺模型操作纤维支气管镜并观察支气管结构22 min,Laerdal成人气管插管模型练习经口、经鼻气管插管及更换气管导管22 min,Laerdal小儿气管插管模型练习经口气管插管8 min,橡胶气管支气管模型练习纤维支气管镜下左和右双腔支气管插管8 min。模型教学其特殊的价值就是不受操作时间的限制,可以通过不断的多次尝试一直训练至熟练掌握为止,其结果就是在随后的患者身上实践时更加自信、安全和快速。

Naik等通过观察比较经过模型训练的住院医师(模型组)与指导老师详细说教讲解后的住院医师(说教组)在手术室患者身上操作纤维支气管镜引导气管插管方面的差异,结果表明在操作技巧上模型组要好于说教组,完成气管插管明显较快,成功率更高;并认为模型教学可以大大减少在手术室内纤维支气管镜引导气管插管技术教学的时间和压力。但是这种教学学员需要较长的额外练习时间,指导老师需要花费额外的心思和时间用于指导操作。

对患者来说,学员在他们身上尝试一种新的技术是一件非常危险的事情,而不仅对学员,对指导老师和临床带教老师也是非常紧张的一件事。评估气管插管教学计划成功与否的因素主要包括插管成功率、插管完成时间、患者满意度、学员对该计划的肯定和支持与否。训练可以直接在麻醉患者身上开始,使用或不使用特殊咽喉气道和引导装置。然而,学员通过由易而难的训练这种循序渐进的教学方法可能比较有好处,渐进的训练计划或系统的分布练习被认为是学习复杂的操作技能有效的方法。Ovassapian等观察了渐进式教学培训计划(首先经过模型训练并评估其效果,然后在麻醉后恢复室内事先取得知情同意的全麻恢复期患者身上练习暴露会厌和声带,最后在手术室患者身上实践气管插管)的有效性并与传统教学比较,认为渐进式教学的优点在于:通过模型练习,熟悉纤维支气管镜的结构和操作技巧,不受时间的限制;全麻恢复期患者提供了方便、非应激的环境,通过暴露会厌和声带的操作练习,获得了在人体上使用纤维支气管镜的经验,辨别咽部结构,感受分泌物带来的问题。在模型上获得最基本的智力操作技能,在临床实践中就可以减少危险,学员和患者均有很高的可接受性。显然,临床带教老师如果没有纤维支气管镜引导气管插管经验,学员就不可能学习这门技术;同样地,即使指导老师经验丰富,但是受很多条件的限制,随着提高手术室时间有效利用率压力的增加,在手术室的患者身上很难进行深入的训练,因此必须强调模型教学的重要性和有效性。

但是模型也有其不足之处,缺乏一些关键的因素,如不能模拟气道分泌物,也不能模拟由于呼吸、患者体动和个体间咽喉部解剖结构差异造成的视野改变。模型越真实,所获得的经验越有价值,因此,尸体的呼吸道和麻醉的猪已被推荐作为训练模型。目前最为先进的模型为南加州大学开发的计算机控制的"Sim One"人体模型,它有模拟的呼吸、心率、脉搏、血压、睁闭眼睛和眨眼,对四种常见静脉麻醉药和两种气体(氧气和笑气)有反应,对处理因素的反应是"即时"的(real time)。

第三节　牛津纤维支气管镜引导气管插管教学模型箱
（Oxford fibreoptic teaching box）

如图3-3所示,这种模型箱(OXB100型)非常实用,是任何一个希望掌握纤维支气管镜引导气管插管技术的麻醉医师理想的初始训练工具。模型箱有圆形或四方形的外观设计结构,箱内分割成多个层面,可以添加或取出平面层板,最多可以放8层。每个平面层板上有数量不等排列设置不同的钻孔,每个钻孔直径约为6 mm,沿着中心孔分布,不同平面层板上下间的距离约为5 cm。练习时选择钻孔大小和排列分布合适的层板放进模型箱里,操作者通过有效的手法使得成人型纤维支气管镜(Olympus LF-2)的镜头刚刚能够通过这些钻孔。每个钻孔的边缘都是斜面的,以防止纤维支气管镜的损坏。通过在模型箱上的练习,学员获得纤维支气管镜手法的空间定向以及镜体前进、旋转和镜头弯曲的几种手法复合使用。最重要的是这些层板上的钻孔排列设置只允许纤维支气管镜头非常精细的移动,而且要保持镜头在视野的中心位置并复合应用几种手法才能获得最大可能的成功。

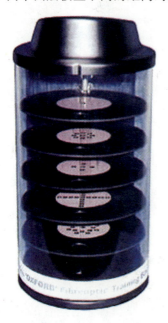

图3-3　牛津纤维支气管镜引导气管插管教学模型箱

这种教学模型箱的有效性已经过随机临床试验得到证实,当在人体气管插管模型上进行实践评估时,已经在模型箱上练习过的学员比没有练习过的学员其手法技术明显要好。这种模型箱的优点就是设计简单、价格低廉且无需保养费用,它的轻质、便携使得任何有机会出现的时候就可以在手术室或者教室里练习纤维支气管镜引导气管插管技术。

第四节　几种主要的纤维支气管镜引导气管插管技术简介

在纤维支气管镜引导气管插管中,成功的关键是在推进纤维支气管镜之前要确定它的位置并熟悉进入的距离。嘴角至耳垂的距离大约相当于嘴唇至会厌的距离。纤维支气管镜沿着中线通过口腔进入咽部至远端,此时托起下颌以打开喉部空间,如果看到声带,继续推进2 cm,可能就会显露声带,通过声带,就会看到隆突,之后,气管导管就可沿着纤维支气管镜置入气管。在退出纤维支气管镜的时候如果看到隆突和气管导管末端,就说明插管成功,尽管还必须听诊。

1. 经鼻清醒或麻醉下气管插管技术

纤维支气管镜引导下经鼻气管插管适用于多种体位,如采取坐位、高枕卧位或斜侧位,患者易于耐受;准确性和成功率高,安全性好,并发症少。在置入纤维支气管镜头前应该首先判别哪侧鼻孔较大,选择较大一侧鼻孔作为插管通道。如图3-4,患者一侧鼻腔内有鼻囊肿,只能选择对侧鼻孔。经鼻纤维支气管镜引导气管插管时,拇指和食指捏在距离镜头3～5 cm的高度,贴着鼻中隔,沿着中、下鼻腔逐渐前行至咽后壁进入口咽部。

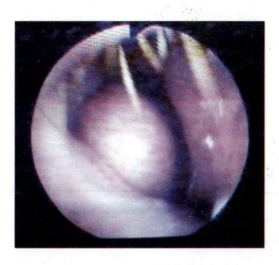

图3-4　一侧鼻腔内有鼻囊肿

2. 经口清醒或麻醉下气管插管技术

经口纤维支气管镜引导气管插管时,在置入纤维支气管镜头前可以叫助手用舌钳提拉舌部(图3-5),这样可以充分暴露口咽部通道,拇指和食指捏在距离镜头8～10 cm的高度,沿着舌面经过咽后壁进入喉咽部。当纤维支气管镜镜头抵达舌根部时,可以叫助手托起双下颌,有助于喉咽部的空间暴露,提供良好的气管插管通道。

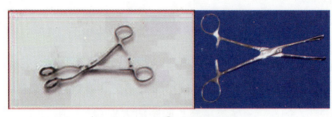

a

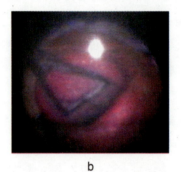

b

a 拉舌钳　b 经口提拉舌体

图3-5

刚开始学习,到底是先学习经鼻还是经口气管插管有助于技术的掌握和进步,抑或无所谓？Smith等对此进行了研究,经过在支气管树模型上的初始训练后,30名接受培训的麻醉医师随机分为经鼻/经口组(先经鼻气管插管10例,后经口气管插管10例)和经口/经鼻组(先经口气管插管10例,后经鼻气管插管10例),所有患者均在麻醉下行纤维支气管镜引导气管插管,操作者的两种气管插管技术均经过标准化的培训,操作时辅以电视录像系统并在有经验的指导老师监督下进行。结果表明,无论先学习何种技术,均无特别的优势或劣势,培训时可以根据患者的具体条件选择合适的气管插管途径,无需考虑首先应该学习经口或经鼻途径的气管插管技术。

3. 专用气道技术

专用气道(dedicated airway)定义为当进行主要的气道操作时专用于维持气道的上呼吸道设备,原先指经鼻纤维支气管镜引导气管插管时使用的带套囊鼻咽通气道,后来概念扩展为包括喉罩和带套囊鼻咽通气道。专用气道可以在自主呼吸或者控制通气时使用,专用气道技术(dedicated airway techniques)可以用于困难气道患者的纤维支气管镜引导气管插管,对未预料的困难气管插管患者也可以提供作为紧急气道。

4. 顺行和逆行纤维支气管镜引导气管插管技术

(1) 顺行性引导插管技术

纤维支气管镜头端通过声门仅只有2 cm以内而无法再推进的情况时可利用该技术。该技术要领就是通过引导线增加纤维支气管镜进入气管内的长度,利于置入气管导管。通过纤维支气管镜上的吸引管道插入引导线,再在引导线指引下使纤维支气管镜通过声门进入气管腔内。

(2) 逆行性引导插管技术

当经喉行纤维支气管镜检查和气管插管失败,而声门未完全阻塞情况下,有指征施行逆行性引导插管术,可根据患者具体情况采取清醒＋药物镇静＋局部麻醉或全身麻醉状态下完成经口或鼻插管。具体操作方法详见第十一章节。

5. 保留自主呼吸麻醉患者纤维支气管镜引导气管插管技术

由于担心在无呼吸状态下缺氧危险的发生,有人建议纤维支气管镜引导气管插管期间保留自主呼吸。对困难气道患者,在保留自主呼吸下行纤维支气管镜引导气管插管是标准的治疗措施。保留自主呼吸,气管插管时可以不受时间限制,对困难气道患者尤其有好处。因此,对麻醉科住院医师,不仅要在麻醉无呼吸下训练纤维支气管镜引导气管插管技术,同时在保留自主呼吸的情况下进行训练纤维支气管镜引导气管插管技术也是非常必要的。Erb等通过观察插管型面罩七氟醚吸入麻醉保留自主呼吸并行上呼吸道局麻组(A组)与全凭静脉麻醉无呼吸组(B组)各50例患者的比较结果表明,缺氧情况A组无患者发生,B组有2例;导管置入困难A组4例,B组无患者发生;插管时间A组长于B组(215 ± 90 vs 95 ± 34 s);A组患者操作过程中有多例发生呛咳,术后喉痛发生率较B组高(15例 vs 6例)。作者认为,对正常气道患者保留自主呼吸麻醉下行纤维支气管镜引导气管插管是安全可行的,至于困难气道患者,其安全性和有效性有待进一步观察。

6. 电视录像系统应用于纤维支气管镜引导气管插管

传统纤维支气管镜教学的主要不足之处就是只能允许一个人观看视野,学员独自观看镜下视野并尝试整个操作过程,在这种情况下,其直觉的有效性变得困难,不能在指导老师的示范下进行操作,指导老师对学员的困难不能做出有效的反应,在这种情况下口头教学很不准确,很难达到目的,其结果就是大部分学员只得通过自身不断的试验,并在不断重复的错误中学习锻炼,这样往往就会因为缺乏进步而很容易产生泄气情绪,并因为缺乏进步而很容易产生泄气情绪。而通过电视录像系统,在掌握技术方面可以获得事半功倍的效果,老师和学生同时"分享"操作视野,促进相互沟通和交流,使得技术传授更加有效,老师和学生可以共同努力,而传统教学,老师是"盲"方。另外,电视显示的视野比镜下要大,气道解剖结构更易识别。指导老师和学员都能够观察操作过程,这样指导老师就更能有效地给予学员正确指导纠正错误及其注意事项,做出更肯定和更直接的指导,尤其是更易示范操作和反馈,比口头描述更易传达实用的技术信息,可以及时发现错误并迅速做出正确的指导,教学操作过程连续有效,困难也通过商讨而解决。研究报道认为与传统的纤维支气管镜引导气管插管教学方法相比,应用电视录像系统教学其成功完成气管插管所需时间较短,成功率较高。

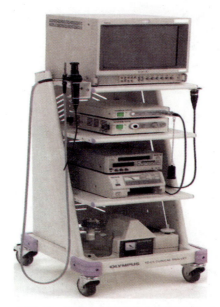

图3-6 纤维支气管镜电视录像系统

然而,随着技术进步和提高,指导老师应该开始对学员不要过多地反馈和指导,这一点很重要,因为过多地指导可能会导致依赖性倾向。应当让学员逐步学会自己发现错误并通过自我反馈纠正错误的能力,如此才能独立操作。因此,随着技术的提高,外部反馈应当逐渐减少直至最终停止,就这点来说,达到一定标准后,早些让学员转到传统方法行纤维支气管镜引导气管插管对于提高他们的技术可能有好处。动作学习的最后阶段是自主阶段,其特点就是精益求精,活动自如,这个阶段进展很慢,需要大量的临床实践。

7. 纤维支气管镜引导气管插管期间保持呼吸道通畅的手法

清醒患者通常能够维持气道通畅,但是麻醉患者肌肉松弛、肌张力降低,软腭、舌根部和会厌均贴向咽后壁,引起的部分或完全气道阻塞可使纤维支气管镜引导气管插管变得很困难,因此需要一些技术以开放气道,维持通畅。经鼻纤维支气管镜引导气管插管时,头后仰、下巴抬起、托下颌等完全可以采用,但是经口纤维支气管镜引导气管插管,尽管可以头后仰,但下巴抬起操作不能完全应用,因为口必须保持张开。解决经口纤维支气管镜引导气管插管的气道通畅问题主要有三种方法,使用插管气道、保持张口同时托下颌和舌牵引。插管气道如Berman、Ovassapian气道,通常很有用,不仅可以保持气道通畅,也可以引导纤维支气管镜头进入声门,然而有报道认为使用这些辅助设备气管插管时间可能延长甚至失败。

经口纤维支气管镜引导气管插管可以通过托下颌并张口或舌牵引而有助于保持气道开放和通畅, 至于这两种方法对麻醉患者的口咽空间开放的相对有效性如何,Durga等报道认为舌牵引使舌脱离悬雍垂和软腭比托下颌更有效,而托下颌使会厌脱离咽后壁比舌牵引有效,两者同时应用可更加有效地使气道保持通畅,但是这得需要两个助手。

相比之下肥胖患者麻醉下更易发生气道阻塞,至于在Mallampati 2或3级患者复合使用这两种方法是否有效,有待进一步研究。

第五节　面对问题如何处理

1. 分泌物处理

无论经口或经鼻,气管插管的通道上有痰、血等分泌物是个叫避免的,能不用吸引则不用,尽快通过。如果有空间,哪怕很小,如图3-7所示,只要技术熟练,手法操作准确到位,是可以绕道而行的,尽可能节约无通气时间。如果前路痰、血等分泌物弥漫,只能应用吸引器吸引,尽量避免长时间吸引以彻底清除分泌物,只要有通道出现,而且镜头视线依然保持清晰,就可以继续推进。至于有些作者认为的“如有分泌物则尽量予以吸净以充分暴露视野”的观点还是有值得商榷之处。若镜头视线因分泌物接触而模糊,只好先退出行镜头并吸氧,镜头擦拭清楚后再置入行操作。

2. 舌肥大、会厌宽、无法暴露声门

新生儿的会厌相对比较宽、僵硬呈U或V形,成人者则扁平、有弹性。因此,当使用喉镜显露声门时,小儿比成人困难。新生儿的舌骨紧挨于甲状软骨,舌体较大,故会厌常被舌根组织压向咽腔,使会厌和喉头之间呈45°倾斜;成人的舌骨与甲状软骨之间有较大距离,舌体相对较小,会厌活动度较大,且呈竖直位置,因此显露声门较新生儿容易。

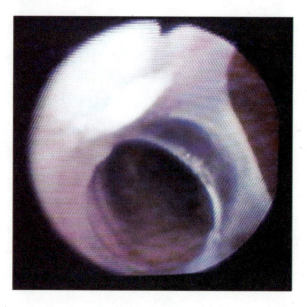

图3-7 口腔内痰液分布

喉头位于颈椎3～6椎体之间,深处于舌根下的偏前方。有时从颈前部看,喉结的位置特别高且往前突,于颈短粗或极度肥胖患者容易看到。高喉结是困难插管病例,在应用喉镜窥视时,表现口咽轴与喉腔轴呈相对垂直的角度,无法调整为一个轴线水平,因此,显露会厌往往特别困难,甚至根本看不见会厌。脑垂体瘤患者,舌肥大、会厌宽、口腔腺体增生饱满,声门显露可能有困难。

对舌肥大患者,可以考虑采用拉舌钳牵拉舌体,以利于暴露咽喉部空间,同时助手帮忙托起下颌;对会厌宽,完全盖住声门使之无法暴露的患者,在托起下颌的同时尝试镜头绕过会厌下部窥探声门,或者在直喉镜的辅助下暴露声门。

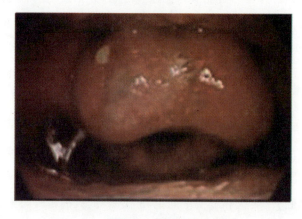

图3-8 会厌脓肿

3. 气管导管置入受阻

纤维支气管镜引导气管插管技术主要有两个难点,首先是定位声门并把纤维支气管镜送入气管;麻醉下患者的软腭、舌和会厌均贴向咽后壁,因此口咽的空间变得很狭小,使得声门暴露变得困难。其次是通过纤维支气管镜插入气管导管,这方面有气管导管插入失败的报道,尽管纤维支气管镜已成功进入气管。解决第一个难点的方法前面已有所述,至于第二个难点的相关报道较少。

纤维支气管镜下气管导管插入困难时必须注意两个问题,首先是窒息问题:插入导管花费很长时间的话,无呼吸时间大大延长,应激反应(如心率增加和血压升高)也变得非常明显。无呼吸时间过长就会导致低氧血症和缺氧。尽管当一个困难气道患者的其他各种困难因素都考虑到了,然而当纤维支气管镜成功插入气管后气管导管送入困难,此时患者的脉搏氧饱和度又开始下降,那是一种非常尴尬的情况。其次是上呼吸道的损伤问题:反复尝试送入气管导管增加了咽喉部和周围组织损伤的危险,可能导致出血或水肿,尽管很少见,但是完全气道阻塞的情况也有可能发生,即使是非麻醉状态下。因此,在经纤维支气管镜送入气管导管时要很小心,特别是声门或周围组织有病理改变的情况下。喉乳头状瘤患者,反复尝试气管插管会导致大出血,这种情况下必须施行紧急气管切开术。

纤维支气管镜下气管导管插入困难的发生率:对成人患者,不同研究报道的发生率相差很大,从0%至90%,可能不同研究之间所定义的气管导管插入困难是差异如此之大的原因之一,其他因素包括纤维支气管镜的大小、气管导管的种类和大小都可能影响其发生率。至于儿童相关研究报道较少,Hakala等观察认为2岁以下儿童发生率明显比2~8岁儿童高,至于儿童的发生率是否高于成人,目前尚无定论。

(1) 导致纤维支气管镜下气管导管插入困难发生的相关因素(见表3-1)

1) 主要阻塞位置:气管导管置入困难的主要原因被认为是导管在通过纤维支气管镜时路线发生偏移(由于两者之间有腔隙)而进入会厌、杓状软骨、梨状窝或食道,尚无相关研究明确报道哪个解剖位置是引起导管通过阻塞的主要部位。

2) 经口气管插管:Katsnelson等观察认为经口纤维支气管镜引导气管插管时右侧杓状软骨是主要的阻塞位置,其他作者有报道认为食道入口或杓状软骨为主要阻塞部位。至少可以肯定的是,右侧杓状软骨比左侧更易引起导管置入困难,可能是由于气管导管的斜面开口方向引起。

3) 经鼻气管插管:狭小的鼻腔通道使导管与鼻道产生偏移,鼻窦炎导致的结缔组织增生,鼻下部增大,鼻石形成或黏稠分泌物可堵塞鼻道,阻塞导管通过。Hughes等认为导管置入困难的发生率右侧鼻孔入径比左侧要高。Katsnelson等认为,除外鼻腔因素,会厌是经鼻纤维支气管镜引导气管插管最主要的阻塞部位,他们推测经鼻(会厌)与经口(右杓状软骨)阻塞位置不同的原因是由于口咽喉轴线的不同造成。然而Nakaya-ma等认为经鼻气管插管的主要阻塞位点也是杓状软骨。

4)导管置入食道:发生率较高,有报道40%,也有报道60%,甚至5%～10%导管插入食道都未发现,直到退出纤维支气管镜时才发觉。导致导管头端偏移入食道的可能原因,第一个可能是导管头端的一小部分顶在喉部入口,然后在置入过程中滑入食道;第二个原因可能是当导管顶在喉部入口不能置入而后退时,纤维支气管镜有可能同时被退出气管,然而这可能还不是主要原因,Asai等认为,当导管置入到达食道入口时,当继续置入导管时会遇到阻力,这是因为导管置入使得纤维支气管镜中间这一段被推入食道而不是由于导管在滑入食道前顶在杓状软骨的缘故。

5)舌和会厌大小:舌的大小和会厌的长度与导管置入困难的发生率相关。

6)其他解剖因素:上呼吸道异常或气道扭曲变形可造成导管置入困难。

7)纤维支气管镜和导管大小:总的来说,纤维支气管镜体与导管之间的腔隙越大,发生导管置入困难的可能性就越大;导管的质地和形状也是影响因素。

8)托下颌:有时托起下颌会使导管置入变得更加困难,原因不是非常清楚,但是有一种可能性是下颌托起使得喉向前移,食道入口变宽,这样更易使导管置入食道。

表3-1　常见纤维支气管镜下气管导管插入困难发生的相关因素

解剖因素	设备或程序因素
鼻腔狭窄	气管导管的侧孔
舌过大	辅助气道
会厌	环状软骨压力
杓状软骨	托下颌
梨状窝	
食道	

(2)解决方法

1)减小镜体与导管间的间隙:选择较大的纤维支气管镜和较小的气管导管;使用锲形导管(Moore导管);小管套大管以填充腔隙(Cook更换管)。

2)使用Park Flex-Tip™导管:有报道该导管比常规使用的导管更易通过纤维支气管镜入气管,与常规导管相比,首先是斜面开口方向不同,Parker管斜面朝后,相当于常规导管逆时针转90°,其次是Parker管头部柔软可变形,减小了镜体与导管间腔隙,其中第一个因素更为重要。

3）使用柔软可塑形导管:更易改变方向,与镜体弧形保持一致。

4）使用插管型喉罩导管或者使用喉罩:插管型喉罩导管斜面较软,半球状,尖端边缘位于中央部,导管也更柔软。

5）气道导管经暖水泡软后使用。

6）去除辅助气道。

7）旋转导管:随机旋转即可能有助于置入导管,但是最有效的是逆时针方向旋转90°,当斜面朝左时,导管头端就有可能顶在右侧杓状软骨或右声带,逆时针旋转90°后,斜面朝后;其次旋转导管同时也有助于降低置入食道的可能性;还有,由于导管的自然曲线,如果不旋转,导管前端可能会顶在声门下前壁区域,旋转导管可以减少这种可能性。然而有的时候旋转导管也不起作用,比如使用直径很大的导管,效果就不好。经鼻纤维支气管镜引导气管插管时旋转可能也不会太管用。当然,如果导管进入食道,怎么旋转也是无济于事。

8）置入导管时停止托下颌。

9）弯曲头颈或者使用手指帮助:喉头位置较高的患者,导管尖端常阻塞于杓状软骨下端而无法推入气管内,此时操作者可将食指伸入口内,将导管前端推向上方,或将患者头部前屈或将导管逆时钟旋转90°,则可能解除导管受阻。

10）使用直喉镜辅助:口咽部组织如舌根或会厌,可能阻挡导管置入,使用直喉镜提起这些组织,暴露声门。

4. 低氧血症与知晓发生

在全麻无呼吸状态下,必须确保患者不会缺氧,但是肥胖患者很快就不能耐受,脉搏氧饱和度很快不能维持而需要重新立即给氧。有报道纤维支气管镜引导气管插管比常规直喉镜下气管插管所需时间至少长3倍,因此就有可能出现低氧血症、高碳酸血症和知晓发生。操作前应该充分给氧,整个过程都要密切监测生命体征,必须有麻醉护士或麻醉助手在旁随时监测患者的生命体征。同时必须提防知晓的发生,特别是静脉麻醉诱导复合使用肌松药的情况下,有可能发生知晓,应该给予合适的术前用药和麻醉诱导药。

5. 其他可能问题

尽管纤维支气管镜引导气管插管引起的心血管反应程度与常规的直喉镜气管插管相类似,但其影响更长久,这种情况有可能使得其不能用于某些患者。然而,有报道认为一定麻醉状态下(达到稳态)这些反应是比较轻微缓和的。

由于较长时间的气管插管引起的其他潜在危险包括:胃内容物反流并误吸危险,然而,Ovassapian等的研究认为这不会是主要问题,尽管该研究中的所有患者都是在静脉和局麻下施行纤维支气管镜引导气管插管的。其原因可能解释为尽管上呼吸道被麻醉,下呼吸道反射仍然完整,患者清醒状态下,呛咳反射依然存在(这似乎有争议)。有趣的是,与常规直喉镜气管插管相比,喉痛的发生率差异并无统计学意义,因此,纤维支气管镜引导气管插管技术也具有其优缺点。然而,在某些情况下纤维支气管镜引导气管插管技术被认为是强制性措施,因此麻醉医师接受训练并熟练使用纤维支气管镜就显得非常重要。

(上官王宁　连庆泉)

参考文献

1. Popat M. Teaching and training in fibreoptic intubation. CPD Anaesthesia, 2000; 2: 66~71

2. Popat M, Benham SW, Kapila A, et al. Randomised controlled trial of learning fibreoptic skills on the 'Oxford' training box. Difficulty Airway Society Abstracts, Edinburgh. 1999;61~62

3. Popat M, ed. Practical fibreoptic intubation. 1st edn. Oxford: Butterworth Heinemann, 2001;26~31

4. Smith JE, Jackson AP. Learning fibreoptic endoscopy. Nasotracheal or orotracheal intubations first? Anaesthesia, 2000; 55: 1072~1075

5. Charters P, O'Sullivan E. The 'dedicated airway': a review of the concept and an update of current practice. Anaesthesia, 1999; 54: 778~786

6. Wheeler M, Roth AG, Dsida RM, et al. Teaching residents pediatric fibreoptic intubation of the trachea: traditional fibrescope with an eyepiece versus a video-assisted technique using a fibrescope with an integrated camera. Anesthesiology, 2004; 101: 842~846

7. Hagberg CA, Greger J, Chelly JE, et al. Instruction of airway management skills during anesthesiology residency training. J Clin Anesth, 2003; 15: 149~153

8. Hung WT, Yang MW, Lin CY. Evaluation of learning effectiveness in endotracheal intubation by the use of a laryngoscope in combination with a flexible fibreoptic bronchoscope. Acta Anaesthesiol Sin, 2001; 39: 129~133

9. Heard CM, Gunnarsson B, Fletcher JE. Teaching fibreoptic intubation in the pediatric patient. Anesth Analg, 2000; 91: 1044

10. Williams KA, Harwood RJ, Woodall NM, et al. Training in fibreoptic intubation. Anaesthesia, 2000; 55: 99~100

11. Katz DB, Pearlman JD, Popitz M, et al. The development of a multimedia teaching program for fibreoptic intubation. J Clin Monit, 1997; 13: 287~291

12. Koppel JN. Learning fibreoptic-guided endotracheal intubation. Mt Sinai J Med, 1995; 62: 41~46

13. Watson CB. Learning fibreoptic intubation. J Cardiothorac Anesth, 1990; 4: 419

14. Johnson C, Roberts JT. Clinical competence in the performance of fibreoptic laryngoscopy and endotracheal intubation: a study of resident instruction. J Clin Anesth, 1989; 1: 344~349

15. Ovassapian A. The flexible bronchoscope. A tool for anesthesiologists. Clin Chest Med, 2001; 22: 281~299

16. Ovassapian A, Dykes MH, Golmon ME. A training programme for fibreoptic nasotracheal intubation. Use of model and live patients. Anaesthesia, 1983; 38: 795~798

17. Stevenson GW, Roth AG, Wheeler M, et al. Use of the Olympus LF-P fibreoptic laryngoscope by trainees in paediatric anaesthesia. Anaesthesia, 1996; 51: 201~202

18. Wrigley SR, Black AE, Sidhu VS. A fibreoptic laryngoscope for paediatric anaesthesia. A study to evaluate the use of the 2.2 mm Olympus (LF-P) intubating fibrescope. Anaesthesia, 1995; 50: 709~712

19. Ball DR. Awake versus asleep fibreoptic intubation. Anaesthesia,1994; 49: 921

20. King TA. Learning fibreoptic intubation: fundamental problems. Anaesthesia, 1993; 48: 182

21. Coe PA, King TA, Towey RM. Teaching guided fibreoptic nasotracheal intubation. An assessment of an anaesthetic technique to aid training. Anaesthesia, 1988; 43: 410~413

22. Schwartz D, Johnson C, Roberts J. A maneuver to facilitate flexible fibreoptic intubation. Anesthesiology, 1989; 71: 470~471

23. Hagberg CA, Westhofen P. A two-person technique for fibrescope-aided tracheal extubation/reintubation in intensive care unit (ICU) patients. J Clin Anesth, 2003; 15: 467~470

纤维支气管镜引导气管插管的气道辅助装置

第一节　纤维支气管镜引导气管插管气道辅助装置的定义

　　通过引导纤维支气管镜的头部进入气管并置入气管导管来完成纤维支气管镜下气管插管并不总是那么容易（或令人满意的），可能需要一些气道装置来辅助纤维支气管镜的插入和/或维持患者的通气。这些装置在本书中统称为"纤维支气管镜气道辅助装置"。许多这类装置已有相关报道，一些较常用的纤维支气管镜气道辅助装置详见表4-1中例举。

表4-1　常用的纤维支气管镜气道辅助装置

导管辅助气道	通气辅助气道	导管及通气联合辅助气道
Ovassapian气道	Patil-syracuse面罩	标准喉罩
Berman II气道	内窥镜检查面罩（VBM®）	插管型喉罩
Bronchoscope气道（VBM®）	改良面罩	带套囊口咽通气道
Williams气道插管器	烟囱式气道	
	带套囊的鼻咽通气道（CNPA）	

第二节　　常见导管辅助气道装置（airway aids）

这些辅助气道有助于通过口咽部途径进行纤维支气管镜插管。口咽部空间很大，难于保持纤维支气管镜的头部在中线，当纤维支气管镜进入口咽部时，这些辅助气道在咽后壁向上提升舌头，从而为纤维支气管镜的头部前进制造通路。它们有助于保持纤维支气管镜的头部在中线位置并引导其进入喉部。在麻醉或清醒的患者进行纤维支气管镜引导气管插管时应用这些辅助装置可防止患者咬住纤维支气管镜而造成损坏。但这些气道装置不能用来给患者输送麻醉气体和氧气。

1. Ovassapian 气道（图4-1）

该气道由美国芝加哥的Andranik Ovassapian 教授设计而成，是一次性使用的气道。它的近端部分狭窄呈方形，起牙垫作用防止纤维支气管镜被咬住；远端舌部宽阔呈弯曲形，用来顶住舌头防止其落下而阻塞空间。经纤维支气管镜引导气管插管时，套入内径8 mm或小于8 mm的气管导管都能够容易通过该气道。气管插管完成后，该气道就可以直接从纤维支气管镜插入部回拉并移出嘴巴。它主要的缺点是目前只有一种可用的规格。

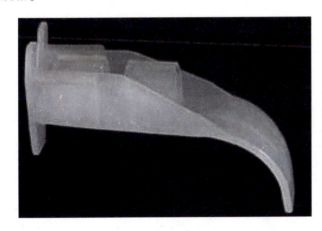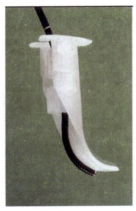

图4-1　Ovassapian 气道以及纤维支气管镜经其通过

2. Berman II 气道（图4-2）

虽然这种气道原来是设计用于辅助经口盲插，但它已经成功地用于经口纤维支气管镜引导气管插管。这种气道是管形的，有五种可用规格而且是一次性使用。正确置入后它可保持纤维支气管镜的头部在中线位置并引导其进入喉部。该气道沿着左边而下有一塑料铰链,沿右边而下有一侧向开口,用以拉开和移走。应用这种气道与牵引舌头以辅助经口气管插管的方法相比,两者气管插管所需时间没有差异。

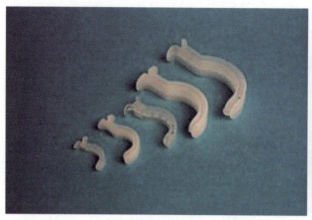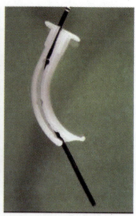

图4-2　Berman II 气道以及纤维支气管镜经其通过

3. Bronchoscope 气道(VBM®)(图4-3)

这种一次性使用的口咽通气道有四种可用规格,位于该气道近中间的交叉部分呈C形,对纤维支气管镜起通道作用并使其头部保持中线位置;远端舌部表面是平的,用以阻止舌头下坠入后咽壁而阻塞空间。咬合部经过衬垫,从而保护纤维支气管镜和嘴唇不被意外咬住。纤维支气管镜引导气管插管时气道左边的侧通道可用以在需要的情况下进行口咽部的分泌物吸引。

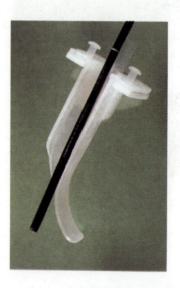

图4-3　Bronchoscope 气道以及纤维支气管镜经其通过

4. Williams 气道插管器(Williams Airway Intubator,图4-4)

Williams气道插管器上半部分为圆筒状,远端半部分向舌面开放,一次性使用。目前有9 cm和10 cm两种规格,9 cm用于成年女性,推荐使用内径7.5 mm或以下气管导管,10 cm用于成年男性,推荐使用内径8.5 mm或以下气管导管。其适用范围包括用作口咽通气道、气管插管辅助装置和用于引导纤维支气管镜插入。有作者报道与Ovassapian气道相比,Williams气道插管器能够提供更好的会厌部视野,完成纤维支气管镜引导气管插管所需时间较短。

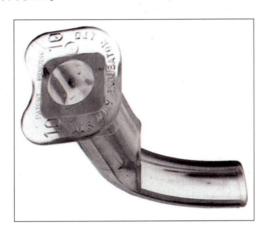

图4-4 10 cm Williams 气道插管器

第三节　　常见通气辅助气道装置(ventilation aids)

在进行纤维支气管镜操作以及气管插管过程中维持患者的氧合以及麻醉状态至关重要。下列通气辅助气道装置有助于维持这种状态,但它们并不能为纤维支气管镜提供通道。通气辅助气道装置没有导管的功能,随着具有导管和通气两种功能的气道辅助装置的产生,它们的使用已逐渐减少。

1. Patil-Syracuse 面罩(图4-5)

这种橡胶面罩有一个独立的通道用于纤维支气管镜的置入,同时通过正常的通道连接呼吸系统维持麻醉。在独立的专用通道上覆盖有橡胶隔膜,当纤维支气管镜经过通道置入面罩时,盖在插入口的橡胶隔膜能起到防止麻醉气体泄漏的作用。有报道存在橡胶隔膜被撕裂并在插管时被推入气管的情况。更换橡胶隔膜所需费用也较昂贵。

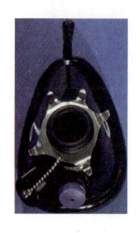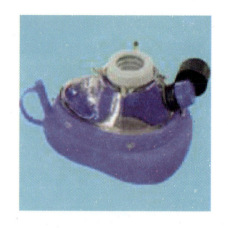

图4-5   Patil-Syracuse 面罩

2. 内窥镜检查面罩(VBM®)

是一种透明的、一次性使用的面罩,有三种可用规格(新生儿,儿童,成人)。面罩顶部的硅隔膜是可取下的,上面有一个小孔,用以插入纤维支气管镜的头部并避免麻醉气体的泄漏(图4-6a)。内窥镜检查结束后,通过可扩大的小孔向前推进气管导管(图4-6b)。面罩可与硅隔膜分离,硅隔膜与气管导管一起固定留待以后取出(图4-6c)。这种面罩有与呼吸机连接的独立通道。

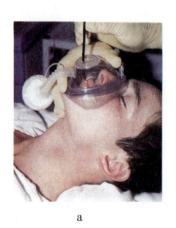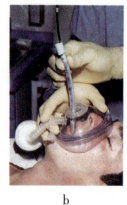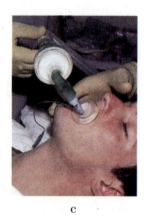

a   b   c

图 4-6

(摘自:Popat M, ed. Practical fibreoptic intubation. 1st edn. Oxford: Butterworth Heinemann, 2001;32~54)

3. 改良面罩

普通面罩经改良可在没有特殊装置可用的情况下用以辅助纤维支气管镜引导气管插管(图4-7)。取下面罩上有角的部分,将气管导管插入面罩,其充气膨胀的气囊能使导管固定在面罩上并保持密闭,通过有一单向开口通道的气管导管连接器与呼吸机相连,通过气管导管置入纤维支气管镜,确定纤维支气管镜的头部在气管后抽掉气囊置入气管导管。这种改良面罩可在经口或经鼻纤维支气管镜引导气管插管中应用。经口纤维支气管镜引导气管插管时,可以复合使用导管辅助气道装置来引导纤维支气管镜进到喉部。这种面罩也可用于有自主呼吸或麻醉下的患者,其缺点主要是麻醉医师在进行纤维支气管镜引导气管插管操作时需要另外有一双手来固定气道和面罩的位置。

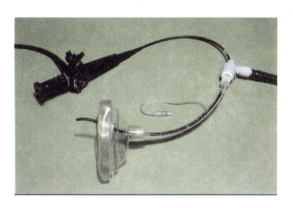

图4-7　改良面罩辅助纤维支气管镜引导气管插管

(摘自:Popat M, ed. Practical fibreoptic intubation. 1st edn. Oxford: Butterworth Heine-mann, 2001;32~54)

4. 烟囱式气道

这种气道实质上是由Guedel气道改良而成,通过有一单向开口通道的气管导管连接器与呼吸机相连(图4-8a)。置入该气道后,就能在患者通过该气道自主呼吸的同时进行经鼻纤维支气管镜检查及气管插管(图4-8b)。口周紧密的橡皮胶固定可防止麻醉气体的泄漏。

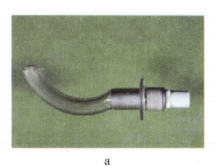　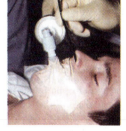

a　　　　　　　　　　b

图 4-8

(摘自:Popat M, ed. Practical fibreoptic intubation. 1st edn. Oxford: Butterworth Heine-mann, 2001;32~54)

5. 带套囊的鼻咽通气道(CNPA)

这是一种带套囊的鼻咽通气道,气囊充气后固定在喉部,提供密闭的气道而不需要另外的手固定。可用于麻醉或清醒的患者。其主要优点在于经一侧鼻孔维持麻醉和通气而经另一侧鼻孔进行纤维支气管镜检查和气管插管。它只有一种6 m内径的规格并只能用于成人。这种气道可用于张口受限不能置入喉罩的患者。

第四节　常见导管及通气联合辅助气道装置

这些气道辅助装置可在经口纤维支气管镜引导气管插管时作为通道并在插管过程中起到维持麻醉和通气(自主呼吸或控制呼吸)的作用。这些装置能够使得纤维支气管镜引导气管插管在从容而可控的情况下完成,对患者更为安全。

1. 喉罩(LMA,图4-9)

近年来喉罩是麻醉过程中最常使用的气道装置。应用喉罩作为纤维支气管镜引

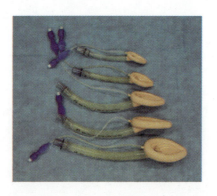

a 标准喉罩

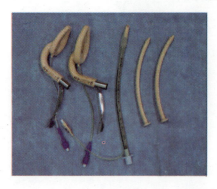
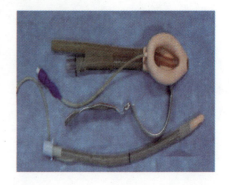

b 插管型喉罩

图 4-9

导气管插管的气道辅助装置其主要优点有：

（1）麻醉医生熟悉喉罩的使用。

（2）适用于所有年龄层。

（3）可用于清醒或麻醉的患者。

（4）可用于有或没有自主呼吸的患者。

（5）无需手固定和维持气道。

（6）经口纤维支气管镜引导气管插管时可以为纤维支气管镜提供通道。

（7）即使患者存在困难气道也可维持通气。

（8）在插管失败以及不能插管、不能通气的情况下推荐使用。

2. 带套囊口咽通气道（COPA）

这种带套囊的口咽通气道是Guedel气道改良而成的，可以提供通气与麻醉而不用手去固定，因为气道的近端部分可与呼吸环路相连而远端咽部有气囊，充气后可形成密闭的空间。与喉罩不同，COPA的管腔不足以容纳内径6 mm的气管导管。诱导后，通过该气道维持麻醉进行自主呼吸或辅助人工通气。可以通过COPA采用直接技术经口纤维支气管镜引导气管插管，一旦纤维支气管镜的头部进入气管后，移去COPA并将气管导管沿纤维支气管镜置入气管；也可以采用两步法技术应用COPA进行纤维支气管镜引导气管插管（图4-10）。相似的技术也可应用于经鼻纤维支气管镜引导气管插管。

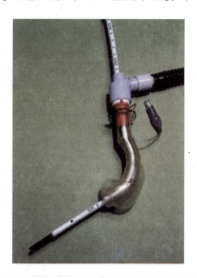

图4-10　经带套囊口咽通气道行纤维支气管镜引导气管插管

（摘自：Popat M, ed. Practical fibreoptic intubation. 1st edn. Oxford: Butterworth Heinemann, 2001；32～54）

（胡明品）

参考文献

1. Popat M, ed. Practical fibreoptic intubation. 1st edn. Oxford: Butterworth Heinemann, 2001; 32～54

2. Greenland KB, Lam MC, Irwin MG. Comparison of the Williams Airway Intubator and Ovassapian Fibreoptic Intubating Airway for fibreoptic orotracheal intubation. Anaesthesia, 2004; 59: 173～176

3. Colley PS, Freund P. An aid to learning to use the fibreoptic bronchoscope for intubation. Anesth Analg, 1997; 85: 464～465

4. Scherlitz A, Peters J. A guidewire as a reintubation aid. Translaryngeal fibreoptic insertion of a guidewire into the trachea to assist fibreoptic reintubation in patients difficult to intubate. Anaesthesist, 1994; 43: 618～620

5. Maroof M, Siddique MS, Khan RM. Modified laryngeal mask as an aid to fibreoptic endotracheal intubation. Acta Anaesthesiol Scand, 1993; 37: 124

6. Higgins MS, Marco AP. An aid in oral fibreoptic intubation. Anesthesiology, 1992; 77: 1236～1237

7. Ovassapian A. A new fibreoptic intubating airway. Anesth Anal, 1987; 66 (suppl): 38

8. Patil V, Stehling LC, Zauder HL, et al. Mechanical aids for fibreoptic endoscopy. Anesthesiology, 1982; 57: 69～70

9. Ezri T, Szmuk P, Evron S, et al. Nasal versus oral fibreoptic intubation via a cuffed oropharyngeal airway （COPA） during spontaneous ventilation. J Clin Anesth, 2004; 16: 503～507

10. Ralston SJ, Charters P. Cuffed nasopharyngeal tube as 'dedicated airway' in difficult intubation. Anaesthesia, 1994; 49: 133～136

11. Maekawa H, Mikawa K, Tanaka O, et al. The laryngeal mask may be a useful device for fibreoptic airway endoscopy in pediatric anesthesia. Anesthesiology, 1991; 75: 169～170

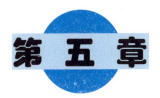

第五章

纤维支气管镜引导气管插管在困难气道中的应用

第一节　前　言

维持气道通畅困难和麻醉患者气管插管困难始终是麻醉医师关注的一个问题，有时这些困难情况可能导致患者并发症的产生甚至死亡。目前确切的数据并不清楚，统计普外科和产科患者，困难气道的发生率在1%～5%之间。Okazaki等观察6 742例普外科手术患者，其中有4.9%发生了意外的困难气管插管；在产妇中困难气管插管的发生率更高。Langeron等观察1 500名手术患者，有5%出现了中度到重度的面罩通气困难，而极其困难插管(即不能通气也不能插管)大约为1/5 000。尽管总体而言这类问题并不很常见，但是在某些特殊情况下如口腔颌面外科和整形外科患者中，困难气道的发生率却是非常高的，术前预测到的困难气管插管和未预料到而意外发生的困难气管插管病例约达到15%(源自上海交通大学医学院附属第九人民医院2004年统计资料)。一旦发生困难气道，又无法实施有效的人工通气，患者在短时间内就可因缺氧而导致心跳骤停，大脑损害甚至死亡。呼吸方面的问题是导致麻醉相关的脑死亡和死亡的最常见因素，美国的一项研究报道数据显示，在所有呼吸不良事件中，困难插管占17%；而其中75%是可避免或者是由于低于标准水平的护理条件所导致的，这其中85%导致了死亡或者脑死亡。英国一份有关围手术期死亡的秘密调查结果显示，每三个麻醉相关的死亡病例中就有一个是由气管插管失败导致的。两项研究结果提示，完善围手术期气管插管和面罩通气困难的早期预测是非常重要的；其次，要重视引进更安全和有效的技术来处理所遭遇到的患者的困难情况(预料到的和没有预料到的)。

为了成功达到对困难气管插管的早期预测，我们的预测方法应该具有比较高的敏感性（正确预测出来的困难气管插管的例数占实际困难气管插管例数的比例百分数)和特异性(正确预测出来的容易插管的例数占实际容易插管例数的比例百分数)。但是实际上包括本章节中所描述的所有各种测试或者评估,目前还没有一种预测方法能单独或者组合使用来达到这一目的。某一指标对某个特定的患者有用,但对具体操作医师,其预测的准确性却可能存在很大差异。另外,无论有无预测,都假设有可能存在困难情况,完善安全有效的处理困难气道的措施是很重要的,因为对任何一名麻醉医师来说,只有在心理、技术掌握和相关设备的准备上都有充分的准备,才能处理好可能发生的意外情况。

近年来,有很多医学科研教学部门和有关的医疗仪器生产企业都致力于加强气管插管的培训和新仪器的研制,并取得了显著的成绩。另外,除了强调对住院医师这方面的知识和技能培训之外,对在职麻醉医师进行继续教育的工作也在各地普遍开展。同时生产部门更是不断推出新一代更安全、方便的仪器用于气道维持和气管插管。目前许多新设备和技术已经在一些存在困难气道情况的患者中采用来辅助完成插管。现在,当遇到气道困难情况的时候,麻醉医师应该知道采用那些他们最为熟悉的技术或者方法来进行工作。

ASA在1996年进行的一项调查研究结果表明,与气管插管困难相关的通气障碍问题较1990年降低了40%。困难气道处理的现况是,最近几年中采用了许多气道工具,喉罩(LMA)已经成为最为有效的通气设备。而在那些存在气管插管解剖困难的患者中,纤维支气管镜已经对其处理产生了革命性的影响。纤维支气管镜引导气管插管应当是困难气管插管的第一手选择,而不是常规技术尝试失败后的最后手段。纤维支气管镜引导气管插管技术应该被所有麻醉医师熟练掌握并应用于日常的气道管理中,这项技术成功率高、费时少、损伤小、成本-效应比值佳,因为可以避免气道创伤和由于气管插管失败导致的外科手术取消。希望麻醉医师和处理气道困难的相关医师都认识到,在遇到气道困难的患者处理时,纤维支气管镜是一种他们应该最为熟悉的插管设备。当然,更完善的解决这一困难问题还要进一步改进操作技术和设备,以期适应未来医学技术发展的需要。

第二节　术语定义

1. 困难气道

通常认为,在患者不能维持足够自主通气的情况下,临床医师无法借助常规器械和技术来维持其有效的辅助通气,即为发生了困难气道。围术期中,最常见的是麻醉诱导后发生通气困难或喉镜暴露下发生困难插管。然而,由于定义和衡量指标的不确定,许多因素都可影响到这一判断的精确性,例如患者病理生理变化,操作人员技术经验,操作人员心理素质,操作尝试次数,操作损伤程度和临床设备条件等。以前,临床上被认为较为可靠的诊断体征如有无"肥胖"、"短颈"、"舌体肥大""小下颌"等,这些同样也存在着缺乏精确定量标准的问题。

1993年,ASA曾建议制定困难气道的定义:困难气道(difficult airway)是指在经过常规训练的麻醉医师管理下患者面罩通气和/或气管插管发生困难;面罩通气困难是指在面罩给与纯氧和正压通气的过程中出现通气不足,致使麻醉前$SpO_2 > 90\%$的患者无法维持SpO_2 90%以上。咽喉镜检查困难是在咽喉镜检查中,使用常规咽喉镜,不能看到声带的任何部分。可以评为Cormack和Lehane分级3到4级。

ASA遵循循证医学模式,对气道管理策略作了修改,认为气道管理的范围应从原先局限于困难气道扩大到所有需要管理的气道。并要求采取更为安全的策略,尽可能避免由于意外困难气管插管而导致的紧急情况。同时,提高了喉罩通气的地位,把喉罩通气从紧急路径转移到了常规路径,认为非紧急情况下,也可常规采用喉罩进行通气。所以,当喉镜暴露失败后,只有在喉罩和面罩通气都出现困难时才可以认为发生了困难气道。

2. 气管插管困难

气管插管困难的ASA定义为"使用常规咽喉镜需要超过三次尝试,超过10 min,或者两者兼而有之才能成功置入气管内导管"。这个定义显然是不恰当的,因为一个有经验的麻醉医师可以在第一次尝试之后和30 s内确定一起困难插管。因此,引入了在咽喉镜下最优或者最好的尝试的概念,它可以克服ASA定义中的某些问题。麻醉医师应该尽可能早的在咽喉镜下达到最佳尝试,如果这次尝试失败的话,那么应该采用第二套备用方案,以避免对患者造成进一步损伤的危险。一次最好或者最优的咽喉镜下的尝试包括以下的基本要求:由一个有相当经验的麻醉医师来实施;患者体位采用气管插管最佳的位置;采用最优的外部咽喉镜操作手法;操作中可以进行一次镜片的长度调整;进行一次镜片的型号调整。按照以上的操作要求,最优或是最佳的咽喉镜下的尝试可以在第一次检查操作就达到,并且一般不应该超过4次尝试。

另一个气管插管困难的定义是:当一个有经验的咽喉镜操作者使用直接咽喉镜时,需要用同一块镜片尝试两次或者两次以上,或者改变镜片或者在直接咽喉镜上附加辅助器具(例如Bougie),又或者在直接咽喉镜气管插管失败之后使用其他可用的设备或者技术。这一定义不单依赖于尝试的时间和次数,而是尽可能接近每个人的临床实际困难。文献报道,气管插管困难的发生率约1.5%~13%,其中90%可通过术前检查发现,10%为难预料的困难气管插管。对普通人群,气管插管失败发生率约为0.05%或者约为1:2 230;而肥胖人群的发生率约为0.13%～0.35%或者1:750～1:280。

3. 困难气道的分类

（1）通气困难和插管困难

（2）急诊气道和非急诊气道

急诊气道：一般指通气困难同时插管也很困难的十分危急的患者,需要采取特别紧急的措施打开气道,并建立通气,通气困难往往发生在诱导后。非急诊气道:一般指患者能维持自主呼吸或在面罩辅助下能维持正常的通气和氧合,但插管困难,此种困难气道的处理比较从容,只要维持好通气,允许选择其他的插管方法完成气管内插管。

（3）已预料的困难气道和未能预料的困难气道

未能预料的困难气道：术前估计未能发现气道问题和未作术前检查而常规诱导,诱导后发生了困难气道,这是产生急诊气道的常见原因。

4. 稳定性气道和过渡性气道

患者清醒状态下的自主呼吸(自然气道)、气管内插管和气管切开这三种属于稳定性气道。其他如托下颌、口咽通气道、喉罩、食道气道联合导管以及环甲膜穿刺等都属过渡性气道。

5. Mallampati 分级(图5-1)

患者张口度检查。Ⅰ级见咽峡弓、软腭和悬雍垂；Ⅱ级见咽峡弓、软腭,悬雍垂被舌挡住；Ⅲ级只见软腭；Ⅳ级软腭也见不到。

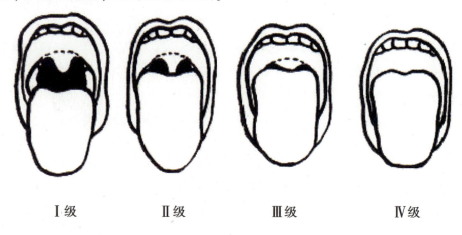

| Ⅰ级 | Ⅱ级 | Ⅲ级 | Ⅳ级 |

图5-1　Mallampati分级

6. Cormack分级(图5-2)

Cormack和Lehane把喉镜检查的困难程度分为四级。Ⅰ级能完全暴露声门；Ⅱ级暴露部分声门看不到声门前联合部；Ⅲ级看不见声门,仅能看到小角状软骨；Ⅳ级声门和小角状软骨都看不到。

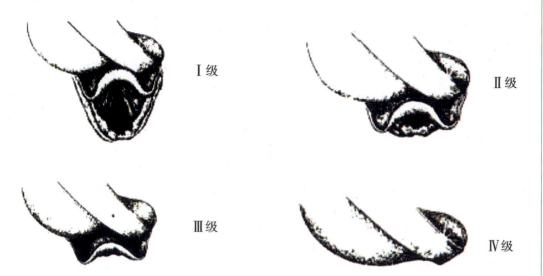

图5-2　Cormack分级

7. ASA建议的困难插管器械

(1) 常用喉镜,包括各种尺寸及不同式样的镜片(Macintosh或Miller)以供替换。

(2) 各种尺寸的气管内导管。

(3) 气管内导管的管芯(stylet)和插管钳(magills)。

(4) 纤维光学插管器械。

(5) 逆行插管器具。

(6) 非手术急诊气道通气器具如经气管喷射通气、喉罩(LMA)、食道气道联合导管(the combi-tube)。

(7) 手术切开急诊气道器具如环甲膜切开或气管切开术。

第三节　气管插管困难的原因及预测

气道管理的基本目的是保证通气和氧合、防止缺氧。除非麻醉医师已经确定通气是可行的,否则不应让患者的呼吸暂停,在气管插管发生困难时,不能只顾插管而忘记通气,这是最常见的问题。"患者只会死于通气和氧合失败,而不会死于气管插管失败"。

1. 常见气管插管困难的临床病例

(1) 由于生理结构异常,如颈组织僵硬、颈短粗、下颌后缩、下颌凸出、头部不能后仰、口腔狭小和舌体过大等;如先天性畸形等。

(2) 面颈部瘢痕患者:面颈部烧伤后颈胸瘢痕挛缩造成头后仰受限,小口畸形、小颌畸形或继发性颞颌关节强制导致张口困难等。

（3）老年、肥胖：如有些冠心病高血压患者、严重鼾症患者和糖尿病患者等。

（4）小儿颈短、舌体大，插管时不易暴露。小儿颌颈部烧伤后瘢痕粘连病例困难气管插管多见。反复强行插管，易致喉头水肿，甚至喉痉挛危及生命。

（5）颌面部骨折外伤患者、脑外伤昏迷躁动患者和内科结缔组织病僵硬患者（强直性脊柱炎、淀粉样变等）。

（6）未能预料的困难气道患者。被动、准备不充分，并发症多、危险性大，家属工作难作。

2. 气管插管困难的原因

自口腔（或鼻腔）至气管之间可划为三条解剖轴线，彼此相交成角：口轴线即从口腔（后鼻腔）至咽后壁的连线；咽轴线即从咽后壁至喉头的连线；喉轴线即从喉头至气管上端的连线。气管插管时，为达到显露声门的目的需要使这三条轴线重叠。正常情况下，通过调整头位，在喉镜暴露下能使上呼吸道三条轴线重叠。当声门显露不佳时，还可以采用外部按压喉结的方法以帮助显露声门。若三条轴线不能重叠，无法显露声门，则可发生气管插管困难。困难气道的发生有多方面的因素，有不同的分类。

（1）按病因分类

1）气道解剖生理变异，主要指先天性或出生后发育过程中出现的解剖异常，表现为短颈，下颌退缩，龅牙，口咽腔狭小，高腭弓，上颌骨前突，错位咬合，下颌骨增生肥大，会厌过长或者过大等等。

2）因局部或者全身性疾病导致解剖结构畸形，许多疾患诸如颈椎强直、颞下颌关节病变、弥漫性骨质增生、肥胖、肢端肥大症、甲状腺肿大、扁桃体周围脓肿、会厌炎、喉水肿、类风湿性关节炎以及上呼吸道或者邻近部位的肿瘤等，均可能造成麻醉诱导后面罩通气不畅，喉镜操作困难和暴露不佳，从而导致困难气道的发生。

3）创伤后导致解剖结构畸形也是造成困难气道的重要原因，口腔颌面部急性创伤会引起上呼吸道出血，异物阻塞，颌骨骨折甚至移位，头面部手术后会发生口腔、咽喉和面部组织缺损，移位以及瘢痕粘连挛缩，这些均可引起困难插管。

4）其他，还有饱食，妊娠，循环功能不稳定，呼吸功能不全也是产生困难气道情况的原因。

（2）按路径分类

有人认为需从影响气道的路径上来重新认识困难气道，认为任何可能的病因，都是通过一个或多个特定因素来影响气道的，凡在路径上妨碍完成插管操作的因素均有可能导致困难气道的发生。美国Michigam大学成立的困难气道诊所，建议采纳这种新的直观、全面的分类方法。

1）口腔或鼻腔：发生在口腔或鼻腔的因素主要有门齿前突或松动，张口受限，大舌，舌肿瘤，小下颌，腭部狭窄，高腭弓，增殖体或扁桃体的增生，鼻甲肥厚，鼻息肉，骨刺，鼻骨畸形，鼻中隔偏斜，鼻黏膜充血，鼻部创伤出血等。这些因素限制了导管的直接通过，并使得在直接喉镜插管时置入喉镜片、按压及推移舌体和暴露，扩大视野均受到影响，因而无法看清喉部组织结构。

2）咽腔和喉腔：发生在咽腔和喉腔的因素主要有咽组织肥大，咽腔缩窄，出现咽部皱襞，声带组织增厚，会厌和声带固定，会厌和喉室皱襞肥大，环状软骨弓宽度减小，咽喉部新生物以及因息肉、肿瘤、瘢痕等造成声门移位等。通常在清醒状态下，患者尚能维持正常通气，但麻醉后因上呼吸道肌肉松弛就可能造成气道阻塞，严重病例可能会发生完全性阻塞。

3）气管：发生在气管的因素主要有气管内损伤后环形瘢痕挛缩致狭窄，因邻近部位肿瘤压迫，手术后组织缺损或瘢痕粘连挛缩造成气管严重移位，气管内肿瘤阻塞气道等，这类因素可使得导管在进入气管过程中受到限制。甲状腺巨大肿瘤的患者麻醉后肌肉松弛，气管失去了肌肉组织的支撑作用，会导致气管塌陷。颈部多次手术史的患者往往会出现气管移位，造成解剖变异，插管困难。

患者通过一般检查可以帮助确定可能和气道困难有关的系统疾病或者病理状态，例如肥胖、硬皮病、类风湿性关节炎、肢端肥大症等等。精神状态的改变，高血压和心动过速(低氧血症和高碳酸血症引起)可能提示有气道梗阻存在。呼吸的模式可以帮助确定梗阻的位置和范围；吸气延长和喘鸣音可能发生在有严重的上呼吸道梗阻时，当有下呼吸道梗阻时出现呼气时间延长。皮下的气肿提示有气道变形，可能由声门水平的病理改变引起声音变化。

3. 困难插管的预测

预测困难气道的一般方法包括：

（1）病史

了解有无喉咙肿痛、打鼾、鼻衄史；有无气道附近手术外伤史；有无麻醉后发生气道困难史等。

（2）一般体检

有无肥胖、鼻腔堵塞、鼻中隔偏斜、门齿前突或松动、颞下颌骨关节强直、小下颌、颈短粗；有无口腔、颌面及颈部病变；其他病理改变如颈部肿物、瘢痕挛缩、气管移位等。

（3）张口度

患者最大的张口程度，即上下门齿间的距离。正常值3.5～5.6 cm，如果小于3 cm，提示气管插管可能有困难,小于1.5 cm无法用常规喉镜进行插管。张口受限:下颌关节病变或损伤、瘢痕挛缩等。

(4) 甲颏距离

患者颈部充分后仰位时下颌尖至甲状软骨切迹上缘的距离(称甲颏间距)。大于6.5 cm者插管一般无困难,6~6.5 cm者插管可能有困难,小于6 cm则插管多不成功。

(5) 寰枕关节伸展度

寰枕关节正常时,可伸展35°以上,根据伸展度降低的程度分为4级:Ⅰ级伸展度无降低;Ⅱ级降低1/3;Ⅲ级降低2/3;Ⅳ级完全降低。寰枕关节伸展度降低与气管插管有关,Ⅱ级患者有5%会发生气管插管困难;Ⅲ级患者气管插管困难者估计在20%以上;Ⅳ级患者气管插管困难者为50%~95%。

(6) 下颌骨顶端和胸骨切迹之间的距离

在正常成年人这一距离是12.5 cm,当这一数字少于12 cm时存在插管困难可能。

(7) 下颌骨水平支长度

测量下颌角至颏尖正中线的距离,长于9 cm者插管多无困难;短于9 cm者常规插管困难的发生率增高。

(8) 颈部后仰度

患者取坐位,嘱患者尽量后仰头部,测量上门齿前端与身体纵轴线相交的角度。正常值为90°以上;小于80°者提示颈部后仰受限,常规可能遇到插管困难。

(9) Wilson危险评分

把体重、颈部活动度、下颌活动度、下颌退缩和龅牙作为5个危险因子来评估气道,每个因子都有0、1、2三种评分,总分为0~10分,以此来评估困难气道的风险。

(10) 基于解剖结构的气道评估

使用直接咽喉镜和Macintosh镜片插管的过程包含了使口腔、咽腔和喉腔的轴线在一直线,要达到这一点需要满足以下条件:颈部活动度(使咽腔和喉腔轴线在一直线)、头部后仰(使口腔轴线和另外两个轴线重合)、张口度足够(可以放入咽喉镜片)、舌头移位(设法使镜片从嘴的右侧放入)、舌头和下颌骨向前移位(在口中滑动镜片放置到会厌下),气管导管可在咽喉镜入口的明视引导下插入气管。严格来说,当以下的解剖结构和功能在正常范围之内时,三条轴线重叠就可以达到:颈部活动度正常,寰椎向枕部的伸展正常,颞下颌关节正常(张口),下颌骨和舌向前移动正常,上呼吸道解剖正常。一个基于解剖结构评估功能的简单方案报道如下:

1) 颈部活动度和寰枕伸展度:影响因素有骨性异常,如类风湿性关节炎,关节强直,颈椎肿瘤;软组织病变异常,如短而粗的颈部,肥胖,巨大的甲状腺或者其他颈部的肿块。

2）颞颌关节活动度：测试要求患者张口牙齿间距应该可以通过3指（4 cm）。影响因素有颞颌关节疾病，例如系统性的类风湿性关节炎；局部病变牙关紧闭，例如关节强直，感染，肿瘤，放疗。

3）下颌骨和舌向前的活动：测试要求患者下方的牙齿移动到上方牙齿的前方。影响因素有上颌骨覆牙合（扒牙）或者小下颌，例如某些原发综合征，比如Pierre-Robin综合征（原发缺陷-早期下颌发育不良），Treacher-Collins综合征（下颌与面骨发育不全），儿童类风湿性关节炎，又或者下颌骨固定（肿瘤，感染，创伤或者放疗）。

4）口腔和咽部解剖正常：Mallampati试验，测试确定舌/咽的相对尺寸，并且和口腔后部检查的情况相结合。头部取中立位，患者最大限度张口和伸舌。麻醉医师面对患者而坐，检查口腔后部。约能预测50%的插管困难，Ⅰ级和Ⅱ级不存在插管困难，Ⅲ、Ⅳ级可能存在插管困难；绝大多数麻醉医师都会把Ⅲ、Ⅳ级患者归为气道咽喉镜检查困难。

影响因素有由小下颌引起的下颌空间减小，导致相对的巨舌或者绝对的巨舌（如Down氏综合征和肢端肥大症）；不正常的解剖结构导致气道受累（肿瘤、感染、放疗、创伤、外科手术或者先天性的原因）。

5）其他的检查如上呼吸道和胸部的X线平片，CT和MRI扫描，血气分析和肺功能测试可以辅助评估气道状况。在气道梗阻的患者中，由五官科医师进行气道内镜的检查结果可能对设计处理方案有很大的帮助。

在许多临床情况中，进行一套完整的气道评估有可能是不可行的，因为患者的状况有时需要紧急的急救复苏，而气道困难又常常是显而易见的或者是高度可疑的。例如一些病例，包括颌面外伤，上气道梗阻引起的喘鸣（外伤、肿瘤、感染和烧伤），还有口腔内出血（扁桃腺出血或者是创伤）。而在另外一些患者中，尽管所有的检查评估都在正常范围之内，仍然会遭遇到无法预见的咽喉镜检查和气管插管困难。

第四节　纤维支气管镜引导气管插管在困难气道处理中的作用

保留自主呼吸纤维支气管镜引导气管插管是困难气道处理的金标准和技术选择。当直喉镜气管插管遭遇非预料的失败时，对经过良好培训并技术熟练的操作者来说，纤维支气管镜引导气管插管也是一个非常好的备份选择（B计划）。通过气道辅助装置行纤维支气管镜引导气管插管保证患者的通气和氧合,允许在气道紧急情况下施行气管插管。便携式纤维支气管镜可以在远离手术室外操作,增加患者的安全性。目前,纤维支气管镜被认为是解决气管插管困难最有效的辅助器械。可经过鼻腔或口腔操作,对患者的刺激比直接喉镜更小,尤其适用于清醒的、非紧急状态的患者。缺点是价格较贵(购置及维修),需要接受培训。它可以引导单腔管,也可以引导双腔管气管插管。

纤维支气管镜引导气管插管在处理困难气道中的应用可分为以下几种状况:

1. 预料到的困难气道

纤维支气管镜引导气管插管技术是过去30年间气道处理方案最重要的进展之一,它最重要的作用可能体现在处理预料到的困难气道时。清醒纤维支气管镜引导气管插管可以避免致命的"不能插管,不能通气"这种危险情况的发生。尽管技术要求是显而易见且必需的,但是纤维支气管镜引导气管插管的成功经常有赖于充分的准备。这些措施包括:

(1) 术前患者的评估。

(2) 耐心细致详尽的解释。

(3) 各种仪器设备的布置–背景设置。

(4) 设备仪器的检测调试。

(5) 患者的准备(充分镇静,完善的上呼吸道局部麻醉)。

如果这些措施得到细心准备,清醒纤维支气管镜引导气管插管的成功率和患者的舒适度就会大大增加。

Benumof认为如果已经预见到由于存在的病理因素或者复合有解剖因素(大舌,小下颌,或者寰枕后仰受限)而导致气管插管和面罩通气困难的,那么气道的建立应该在清醒状态保证患者安全的前提下进行。简而言之,就是如果怀疑口腔、咽和气管不能处于一直线,那么困难的直接咽喉镜检查是能够预见的。当有以上原因存在的情况下,应该在患者清醒状态下保证气道安全,这是由于:

(1) 维持自然的气道,完整的气道保护。

(2) 保持自主呼吸(氧合和通气)。

(3) 清醒患者气管插管相对比较容易。

(4) 患者可以防止自己误吸入胃内容物。

(5) 患者的神经功能状态可以受到监测(例如有不稳定的颈椎时)。

对技术熟练经验丰富的操作者来说,与其他清醒插管技术(例如清醒下的直接咽喉镜,清醒逆行插管和清醒盲探插管)相比,清醒纤维支气管镜引导气管插管有如下优点:

（1）极佳的患者耐受性。

（2）在气管插管时能通过吸引通道给予局麻药和吸氧。

（3）有很高的成功率。

（4）与硬喉镜气管插管相比，心血管方面的变化较轻微。

清醒纤维支气管镜引导气管插管已经被应用于处理各种不同情况的困难气道，但该技术并不是所有预料到的困难气道患者的技术选择。它在使用于某些情况下受到限制：

（1）上呼吸道大量出血。

（2）喉/气管断裂。

（3）复合性上下颌骨骨折。

（4）声门水平的上呼吸道梗阻。

（5）不合作的患者。

2. 预料到的困难气道而清醒气管插管不可行

这一情况包括那些清醒插管期间不能合作的小儿以及一些成年人如学习困难、意识清醒水平改变或语言交流困难者。这种情况麻醉医师可以辅助使用通气气道装置如喉罩施行麻醉，如果需要气管插管，那么全麻纤维支气管镜引导气管插管是一个安全可行的选择。根据个人的评估，麻醉诱导可以选择静脉用药或者是气体吸入，但是无法保证能够在手控呼吸操作下进行人工通气(呼吸囊加面罩通气)之前不能使用肌松剂。纤维支气管镜引导气管插管可以通过许多的通气道进行，标准型喉罩或者插管型喉罩辅助纤维支气管镜引导气管插管是一个具有很多附加优点的选择。

3. 常规麻醉诱导后未能预料到的咽喉镜下气管插管困难(不能插管但能通气)

麻醉诱导之后才认识到的气管插管困难，在这种临床情况下患者通常都已经使用非去极化肌松药并肌肉松弛。尽管咽喉镜下气管插管困难，但一般可以使用呼吸囊和面罩进行人工通气。一个选择是采用全麻纤维支气管镜引导气管插管技术，任何通气道包括标准型喉罩或者插管型喉罩都能用来辅助纤维支气管镜引导气管插管。坚持反复尝试使用不同的镜片和探条进行咽喉镜下气管插管的危险之一是导致损伤，上呼吸道水肿和出血，最终可能诱发一个本来可以用面罩通气来处理的气道变成无法处理的困难气道。类似这样的事件在最近的报道中已经被反复强调，那就是患者因为反复的气管插管尝试而导致低氧血症。

另外，在胸外科手术和胸腔镜检查中，常常需要使用双腔管这一最为常用的通气导管来建立有效的单肺通气以确保手术安全顺利的进行。由于肺门和纵隔内病变引起主支气管开口处可能受到挤压变形而导致气管插管困难，使用纤维支气管镜辅助下气管插管能更迅速有效地置管到合适位置。而不必像盲插一样难以检查双腔管的具体位置所在。

一个纤维支气管镜引导气管插管经验丰富的麻醉医师在困难气道处理方案中应该把纤维支气管镜作为一个较早期的选择,这样可以确保较高的成功率,并避免潜在的继发性上呼吸道损伤可能。这一点非常关键,因为如果纤维支气管镜引导气管插管到了后来才考虑,就有可能因为出血和分泌物导致气管插管失败。Ovassapian已经报道并肯定了纤维支气管镜引导气管插管在该种情况下的作用,随着临床上可供使用设备的增加,在该种情况下使用纤维支气管镜引导气管插管的机会也将会增加。

4. 在快诱导中未预料到的困难插管(插管失败)

在这种临床情况下,首先是保证患者的氧合,同时保持环状软骨处压力以防止胃内容物的反流误吸。虽然环状软骨压力必须维持以防反流误吸,但通气和氧合是第一位的。当出现面罩通气困难时,可以采用插入喉罩行人工通气。之后可以选择使用喉罩施行全麻或者唤醒患者。患者苏醒之后,可以选择清醒纤维支气管镜引导气管插管技术。一个纤维支气管镜引导气管插管技术熟练的麻醉医师能够通过喉罩在几秒钟之内完成气管插管。

5. 未预料到的困难气道——不能通气,不能插管

这种临床情况对任何一个麻醉医师来说都是个梦魇。最优先考虑的是维持患者的通气,ASA建议使用一些气道设备如喉罩、食道气道联合导管等来维持通气。如果使用这些设备能够成功地维持通气,当给予患者使用的是短效肌肉松弛药时,考虑唤醒患者,而后可以进行清醒纤维支气管镜引导气管插管。另外,也可以选择使用喉罩继续施行麻醉。第三个选择是实施喉罩辅助纤维支气管镜引导气管插管。如果使用喉罩通气不能满足需要时,就应该立即使用经气管的喷射通气套管给予喷射通气。

第五节 纤维支气管镜引导气管插管在困难气道处理中的临床应用

Murphy在1967年首先报道使用纤维支气管镜引导下气管插管,5年之后,在英国和加拿大的两位作者分别报道有关使用清醒纤维支气管镜引导气管插管技术。Stiles等报道了100例使用纤维支气管镜引导气管插管的病例,其中4例失败。他们认为其中有20例患者会有咽喉镜下气管插管困难,另外有34例应当在局麻下作气管切开术。1974

年Davis报道一例强直性脊柱炎患者在清醒状态下使用纤维支气管镜引导气管插管；同年,Prithvi Raj等报道50例患者使用纤维支气管镜引导气管插管,其中30例在表面麻醉、环甲膜穿刺和镇静条件下施行经鼻/口纤维支气管镜引导气管插管。Masseter和Petersson比较41例严重风湿性关节炎患者分别使用传统的直接咽喉镜和纤维支气管镜来进行气管插管,结果显示纤维支气管镜引导气管插管能明显减少插管并发症的发生。Ovassapian报道并肯定了纤维支气管镜在困难气道处理中使用的安全性和有效性。从1978年到1989年之间,在他的机构中总共进行了2 031例纤维支气管镜引导气管插管操作,其中有302例伴有解剖和/或病理情况使得咽喉镜下气管插管困难或者不能进行。在这302例患者中有33例在常规麻醉诱导后使用咽喉镜下气管插管遭遇未预料到的插管失败,最后需要使用纤维支气管镜完成气管插管。287例患者在清醒镇静气道表面局部麻醉的状态下使用纤维支气管镜引导气管插管。

从这些较为早期的报道开始,纤维支气管镜引导气管插管已经应用于许多预料到的困难插管情况的处理,它的应用范围已经扩展到多种临床状况下例如肿瘤患者、颈椎疾病患者、儿童、有误吸危险患者和产科患者各种困难气道的处理。

总之,这些研究报道肯定了纤维支气管镜引导气管插管在预料和非预料困难气道(如常规麻醉诱导之后咽喉镜下气管插管失败)处理中的确切作用。

（徐　辉）

参考文献

1. Ovassapian A. The flexible bronchoscope. A tool for anesthesiologists. Clin Chest Med, 2001；22: 281～299

2. Popat M, ed. Practical fibreoptic intubation. 1st edn. Oxford: Butterworth Heinemann, 2001；55～74

3. Benumof JL. Both a large and small thyromental distance can predict difficult intubation.Anesth Analg, 2003；97: 1543

4. Benumof JL. A new technique of fibreoptic intubation through a standard LMA. Anesthesiology, 2001；95: 1541

5. Benumof JL. Management of the difficult airway. Ann Acad Med Singapore, 1994；23: 589～591

6. Benumof JL. Use of the laryngeal mask airway to facilitate fibrescope-aided

tracheal intubation. Anesth Analg, 1992；74: 313～315

7. Benumof JL. Management of the difficult adult airway. With special emphasis on awake tracheal intubation. Anesthesiology, 1991；75: 1087～1110

8. Koerner IP, Brambrink AM. Fibreoptic techniques. Best Pract Res Clin Anaesthesiol, 2005；19: 611～621

9. Stackhouse RA. Fibreoptic airway management. Anesthesiol Clin North America, 2002；20: 933～951

10. Ovassapian A. The flexible bronchoscope. A tool for anesthesiologists. Clin Chest Med, 2001；22: 281～299

11. Walsh ME, Shorten GD. Preparing to perform an awake fibreoptic intubation. Yale J Biol Med, 1998；71: 537～549

12. Wulf H, Brinkmann G, Rautenberg M. Management of the difficult airway. A case of failed fibreoptic intubation. Acta Anaesthesiol Scand, 1997；41: 1080～1082

13. 庄心良,曾因明,陈伯銮,主编. 现代麻醉学. 第3版. 北京：人民卫生出版社, 2003；928～935

14. Cheney FW, Posner KL, Caplan RA. Adverse respiratory events infrequently leading to malpractice suits. A closed claims analysis. Anesthesiology, 1991；75: 932～939

15. Peterson GN, Domino KB, Caplan RA, et al. Management of the difficult airway: a closed claims analysis. Anesthesiology, 2005; 103: 33～39

16. Murphy P. A fibreoptic endoscope used for nasal intubation. Anaesthesia, 1967; 22: 489～491

17. Taylor PA, Towey RM. The broncho-fibrescope as an aid to endotracheal intubation. Br J Anaesth, 1972; 44: 611～612

18. Conyers AB, Wallace DH, Mulder DS. Use of the fibreoptic bronchoscope for nasotracheal intubation: case report. Can Anaesth Soc J, 1972; 19: 654～656

19. Stiles CM, Stiles QR, Denson JS. A flexible fibreoptic laryngoscope. JAMA, 1972; 221: 1246～1247

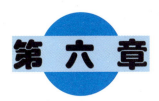

成人全身麻醉下纤维支气管镜引导气管插管技术

纤维支气管镜(fibreoptic bronchoscopy)系日本的Ikeda于1964年创制。1967年起，纤维支气管镜开始用于临床，随着性能质量的不断改进，纤维支气管镜也越来越多地被应用于临床疾病的诊断和治疗。通过不断的临床实践，纤维支气管镜已经广泛地用于麻醉医生的临床工作中。无论是在困难气管插管方面，还是在双腔管的定位方面，都显示了纤维支气管镜的临床价值。本章主要介绍成人全身麻醉经纤维支气管镜引导气管插管的技术要领。

第一节　适应证和禁忌证

1. 适应证

（1）术前估计到的气管插管困难：张口困难、小下颌症、口腔肿瘤、不合作患者等。

（2）手术要求，气管插管时需避免或不可能移动颈部及头的位置：颈椎不稳定、骨折、强直性脊椎炎、颈部巨大肿块等。

（3）气管插管过程中发现的困难插管或插管失败。

（4）实施双腔气管插管时的定位。

（5）在正常气道患者进行教学以及培训。

（6）技术训练以增加经验。

2. 禁忌证

（1）已知或经预测面罩通气困难患者：上呼吸道解剖异常等。

（2）各种原因导致上呼吸道出血。

（3）饱食患者,有各种误吸可能的患者。

（4）气道梗阻的患者。

（5）未经过系统培训的麻醉医生。

第二节 在麻醉患者进行纤维支气管镜引导气管插管技术训练

在正常气道麻醉患者身上进行纤维支气管镜引导气管插管的主要适应证就是为了教学和技术培训目的,这种前期训练对在困难气道患者身上应用纤维支气管镜引导气管插管时非常重要且有用。

1. 优点

（1）受训人员与指导老师之间的交流不受限制。

（2）训练环境可以有效控制。

（3）与清醒气管插管相比所需时间较短。

（4）在麻醉状态下操作患者不会感到不舒适。

（5）与清醒气管插管相比病例充分有保证。

2. 目的

（1）训练纤维支气管镜引导气管插管技术以达到熟练精通。

（2）学习气管导管的选择及其如何置入气管。

（3）学习使用辅助气道的纤维支气管镜引导气管插管技术。

（4）学习在困难气道患者中施行纤维支气管镜引导气管插管技术的基本原则。

纤维支气管镜引导气管插管技术主要包括三个步骤:首先,在连续视野下将纤维支气管镜引导进入气管,之后顺着纤维支气管镜置入气管导管,最后在退出纤维支气管镜的同时检查气管导管位置。精通熟练的纤维支气管镜引导气管插管技术是至关重要的,它不仅包括动作速度,还有操作技巧。经鼻纤维支气管镜引导气管插管时,指导老师应该鼓励并引导受训人员以连续、从容的方式通过合适的纤维支气管镜操作手法依次暴露显示鼻腔、咽、喉和气管的结构。这种技术可以有助于学员准确认识异常的解剖结构,提高在困难气道患者身上操作时的成功率。

第三节　上呼吸道解剖和麻醉医师站位及操作要领

熟练掌握经纤维支气管镜气管插管技术的前提是了解并熟悉在纤维支气管镜下所见的上呼吸道解剖,包括目镜直接观测及显示器所示的解剖结构与层次。需注意的是:当操作者与患者之间所站位置不同,视野内所现的解剖结构也不相同。如果患者的姿势是坐位,操作者通常站在患者的身旁,并面对患者。如果患者是仰卧位,操作者可以站在患者的身旁,面对患者,也可以站在患者的头颅后面,这个位置是麻醉医生最常使用的标准位置(图6-1)。

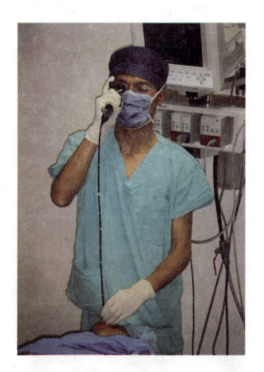

图6-1　患者平卧位,麻醉医生可站在患者身旁或头侧

1. 经鼻纤维支气管镜引导气管插管

(1) 站位:患者仰卧位,麻醉医生站在患者头后。

(2) 解剖及操作要领

1) 鼻腔(图6-2):鼻腔是上呼吸道最狭窄的部分之一,由前鼻孔、鼻腔和后鼻孔构成。① 前鼻孔(外鼻孔) 术前随访时,可以通过直接检视确定选择哪一侧鼻孔,通常

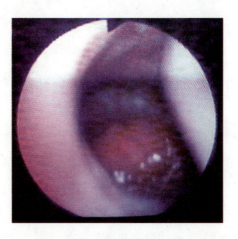

图6-2　镜下鼻腔结构

选择没有病变、无血管曲张、相对鼻腔较大的一侧鼻孔进行插管,此图示中选择的为右鼻孔。纤维支气管镜头端直接插入鼻腔。② 鼻腔 将纤维支气管镜的头端轻轻向前推进,则完全暴露鼻腔。此时需辨认鼻中隔,下鼻甲和鼻腔底部。当操作者站于患者头部时,镜中所显示的鼻腔底部位于视野上半部。由鼻底、鼻中隔以及鼻翼组成的腔隙为近似倒三角形,鼻中隔位于视野的左侧,下鼻甲位于底部,鼻腔外侧壁位于视野右侧,鼻底位于视野的上方,突出的鼻翼黏膜又将此腔隙分为两部分,视野中的上腔隙为正确的途径。插入部镜体的顶端应位于此三角腔隙中(在视野中为暗区)。纤维支气管镜顶端只需循此腔隙朝鼻咽部推进,可见腔隙逐渐变大,轻轻旋转纤维支气管镜顶端,保持腔隙始终位于视野正中。③ 鼻咽部(后鼻孔,图6-3) 当下鼻甲从视野中消失时,即到达后鼻孔开口。由此,纤维支气管镜前端进入了鼻咽腔,此时目镜中可见咽后壁位于视野正中。此时轻微旋转纤维支气管镜头端,使之继续保持于视野正中,避免与咽后壁接触,以便进一步推进入口咽部。

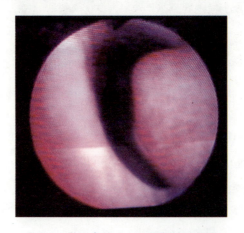

图6-3　从后鼻孔进入口咽部镜下视野

2）口咽部（图6-4）：进入口咽部后，视野上部所见为软腭，有时视野中显现的是悬雍垂。下部为咽后壁和舌底部。全麻患者，可能出现气道阻塞，需要助手抬起下颌，协助开放气道。此时视野中往往能马上看到会厌，只需保持纤维支气管镜的头端位于视野正中，并向会厌方向推进即可。

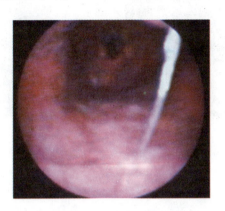

图6-4　口咽部镜下视野

3）喉：在视野中看到声带后，将纤维支气管镜的头端轻微向后旋转，使其通过会厌底部（图6-5a，b）。通常视野中可见喉部入口的完整结构，包括声带、前联合、楔状软骨和小角软骨。声门后有一较大腔隙，轻微向后旋转纤维支气管镜头端，在不刺激声带的情况下，通过声带进入气管。

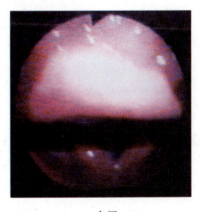

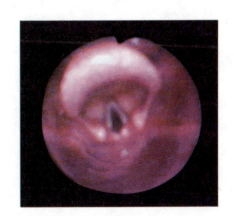

a 会厌　　　　　　　　　　　　b 声门

图 6-5

4）气管和隆突（图6-6a，b）：纤维支气管镜头端进入气道后，视野中可见气管环状软骨。此时需小心注意保持纤维支气管镜顶端位于气管正中，不要触及气管壁。进一步推进纤维支气管镜后，则可看见隆突。

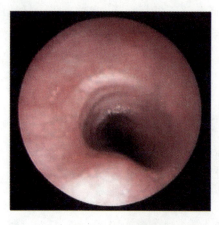
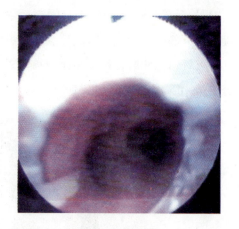

a 镜下所见的气管软环   b 镜下所见的隆突

图 6-6

2. 经口纤维支气管镜引导气管插管

（1）站位

患者仰卧位，麻醉医生站在患者头后。

（2）解剖及操作要领

经口行纤维支气管镜引导气管插管时，纤维支气管镜走行于相对较大的口腔腔隙中，其顶端容易突然触及声门。一般经口纤维支气管镜引导气管插管可通过辅助通气道装置如Berman气道实施。

纤维支气管镜顶端进入口腔后，于视野上半部分可见舌，下半部分为硬腭。沿中线推进纤维支气管镜。麻醉下插管患者，其气道可能闭塞，需用舌钳夹住患者舌体头部往外轻拉，使舌体离开进入途径，或由助手推下颌，使口咽部留有空隙，打开气道。沿舌体继续推进纤维支气管镜，轻微向并前旋转后，在视野中可见会厌，继续向前推进纤维支气管镜，则显露声带。从声带开始，以后的解剖结构与经鼻纤维支气管镜气管插管相同。

3. 气管导管的选择

如前所述，纤维支气管镜引导气管插管包括纤维支气管镜进入气管、置入气管导管和退出纤维支气管镜的同时检查气管导管位置三个独立步骤。如果没有选择好合适的气管导管，尽管纤维支气管镜头端已位于气管内，仍有可能导致沿纤维支气管镜置入气管导管不顺利，甚至失败。通常是由于气管导管阻塞于解剖狭窄部位，常见于杓状软骨。影响气管插管成功的因素包括气管导管的尺寸，导管弹性和顶端设计形状以及插管技术。

选择好气管导管后,应在纤维支气管镜外壁涂一层润滑剂,以方便导管沿纤维支气管镜插入气道。注意避免将润滑剂涂到气管导管外部。插管前,先用胶带将导管固定在纤维支气管镜近端。在插管时,必须保持气道开放,必要时,可让助手协助托下颌。

(1) 气管导管尺寸

气管导管管径与纤维支气管镜直径差别越大,插管时通过声带的难度越高。导管本身重量将使尖端阻塞于右侧杓状软骨处。使用ID 6~7 mm的气管导管行成人气管插管,效果相对较好。一项研究显示,用6 mm导管行纤维支气管镜引导的经鼻气管插管成功率约为95%,比用8 mm 导管55%的成功率高很多。

(2) 气管弹性和顶部设计

弹性气管导管在行纤维支气管镜引导气管插管时,一次成功率高达95%。而相比之下,标准的硬性导管只有35%。同样,气管导管顶部的设计也影响插管成功率。一个新近设计的气管导管(图6-7,中间导管),其头端呈圆锥形,其在经口或经鼻纤维支气管镜引导插管中的成功率都高于普通头端呈斜坡状的导管。

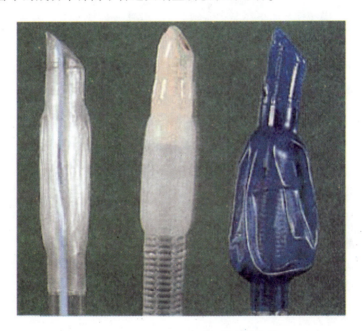

图6-7　三种头端不同形状气管导管比较

(3) 插管技术

右侧杓状软骨是最易发生插管受阻的部位。如果导管呈中间位时(即导管头端偏右侧,斜面对着左侧),尤其容易发生。此时只需稍微后退导管,并沿逆时针方向旋转90°,导管常能顺利进入气管。当然在此期间,必须确保气道保持开放(如托下颌等手法)。

成人全身麻醉下经纤维支气管镜引导气管插管的教学

一些研究报道显示了行全身麻醉纤维支气管镜引导气管插管的安全性和有效性。安全有效的全身麻醉纤维支气管镜引导气管插管技术要求患者应当一直处于麻醉状态(避免知晓),患者持续得到充分的氧合并维持气道通畅,使用肌松药或者局部麻醉药抑制喉反射,主要是避免咳嗽和喉痉挛。所有研究也显示,纤维支气管镜引导气管插管所用时间比常规喉镜下气管插管长,因而有可能引起潜在的低氧血症和高二氧化碳血症。为此,在纤维支气管镜引导气管插管前需给予100%氧气稍稍过度通气,并将插管时间限制在3 min以内,或氧饱和度高于95%。如果学员的操作时间超过3 min或者氧饱和度降至95%以下,必须先给予人工通气等氧饱和度恢复并高于95%之后再重复操作。一般重复一次操作,如果还是失败,应当由指导老师接手并施行气管插管。

初学者一般应先在气管模型上进行操作训练,以熟练插入部镜体的调控。掌握了手法后再在患者身上先行经鼻气管插管,后行经口插管。比较熟练后,行困难气道插管的成功率及安全性就会提高。

需时刻记住插入部镜体顶端的屈曲方向与操纵杆相反。在插管时,要随时保持插入部镜体的垂直。视野中,小切迹必须保持在正上方,使要达到的目标一直位于视野中央。在患者的头颅后方进行插管时,视野中的解剖与实际相反。

1. 必要的条件

(1) 有经验的指导老师。

(2) 学员(必须已经完成临床前的培训内容)。

(3) 训练有素的助手(准备设备,托下颌等)。

(4) 合适的患者(ASA Ⅰ 或 Ⅱ级,正常气道,无误吸危险)。

2. 全身麻醉方式选择

在全身麻醉以后,仍然保持自主呼吸的情况下进行气管插管。其优点为患者失去意识,避免因紧张引起的交感神经兴奋,且仍保持自主呼吸,有利于控制;缺点是接受麻醉后,肌肉松弛,口腔通道也会狭窄,患者不能作出配合的反应,对于操作者的要求有所提高。另外,有报道使用这种技术喉痉挛、呛咳和气道梗阻的发生率较高而导致缺氧。

患者全麻后,仍需行气管黏膜表面麻醉。患者仰卧位,头部抬高,麻醉医生利用纱布把患者的舌头夹住并轻轻地往外拉，将0.2 ml/kg 1.5%利多卡因慢慢地滴在患者的舌头上,以使其从喉头吸入气管。如经鼻气管插管,则要另外使用4%～5%可卡因滴鼻。

患者接受全身麻醉加肌松药,因为肌肉松弛,患者不能保持自主呼吸,麻醉医生要和助手合作,轮流利用纤维支气管镜引导插管和替患者施行人工呼吸,使患者不会缺氧。为了克服无呼吸全身麻醉纤维支气管镜引导气管插管的一些限制并减少总的无通气时间,经鼻纤维支气管镜引导气管插管时可以采用喉罩辅助技术。麻醉诱导后插入喉罩并通过喉罩维持通气,学员从容地经鼻引导纤维支气管镜进入口咽部。然后拔除喉罩,再经咽、喉部引导纤维支气管镜进入气管。有作者报道,与不使用喉罩相比,喉罩辅助技术可以使患者的无呼吸时间从108 s降至59 s。这种技术对初学者练习全身麻醉下经鼻纤维支气管镜引导气管插管特别有用。

3. 插管方式的选择

使用纤维支气管镜进行气管插管,有两种通路:经口腔气管插管和经鼻腔气管插管。究竟选择何种,主要取决于:

(1) 手术的要求:通常头面部手术(除鼻部手术外),要求是经鼻气管插管为主;其余手术以经口气管插管为主。

(2) 患者的意愿。

(3) 麻醉医生的熟练程度:当两种方式均可以选择时,经鼻气管插管较为容易,但增加了鼻部损伤的概率;经口腔气管插管是常规通路,但对于初学者,经此通路纤维支气管镜引导气管插管的失败率较高,所以笔者认为,此时应选择较为熟练的方式进行。

4. 纤维支气管镜的选择

纤维支气管镜的直径大小有很多的尺寸,最佳选择为插入部镜体比气管导管的直径少1 mm。但从实用方面来说,如果气管导管直径为6 mm或以上时,插入部镜体直径最好是5 mm。如果气管导管直径为5 mm或以下时,插入部镜体直径需要是3 mm。虽然插入部镜体粗细不同,但视野是相同的,且粗的插入部镜体看到的影像要清晰得多;相对的吸引通道直径也比较细插入部镜体的粗,易于吸引。另外,粗大的插入部镜体相对结实,不易发生屈曲而失去效用。插入部镜体如与气管导管直径不相称,有很大的空隙,气管插管时,气管导管经常受到喉头个别部分组织的阻截,不能顺利地通过声门裂进入气管。

5. 插管前的准备工作

(1) 正确安装纤维支气管镜,检查光源、镜头转换器以及显示器是否正常工作。

(2) 开启电源,打开光源,将纤维支气管镜的尾端对着数字或手指,通过观察显示器进行对焦,特别注意将镜头上的一个三角形切迹位于视野的正上方(即12点钟处)。

（3）安装吸引装置,正确连接吸引器,调节负压。

（4）纤维支气管镜表面润滑后,套上气管导管。

6. 经口纤维支气管镜引导气管插管(通气道辅助)的步骤

（1）麻醉诱导或使用镇静剂,并持续维持通气。

（2）将Berman通气道放入患者的口腔内。

（3）通过通气道的引导,将准备好的纤维支气管镜插入喉腔。

（4）一边从显示器观察插入部镜体的进度,一边调节插入部镜体尾端的屈曲,寻找组成喉头的部分,会厌是最重要的标志。当出现会厌下垂挡住声门裂,或因舌根后坠,阻挡插入部镜体的进程时,需用舌钳将患者的舌体头部轻轻拉出或请助手协助托起下颌,使口咽部留有一定空隙,必要时吸引口咽部,在继续插入纤维支气管镜后,即可清晰地看见会厌和声门裂(图6-8)。

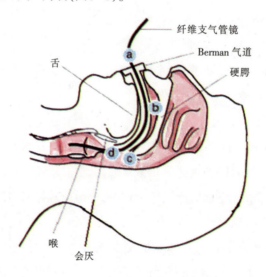

图6-8　经口纤维支气管镜引导气管插管(通气道辅助)

（5）用会厌作标志,利用插入部镜体顶端的屈曲功能,将插入部镜体对准声门裂中央,插入气管,能够看到气管环,则证实插入部镜体已经进入气管。

（6）插入部镜体进入气管以后,应该继续推进,直到看到隆突(carina)和左右支气管开口,然后将插入部镜体从裂缝中脱离通气道。

（7）脱离通气道后,将气管导管沿逆时针方向旋转90°,使尖端对着声门正前方,以插入部镜体为引导,插入气管导管。

（8）退出纤维支气管镜,退时一定要见到隆突后再退出。

（9）调整气管导管深度,经听诊及呼气末二氧化碳波形确定位于气管内后固定。

经口腔插管,由于口腔内空间大,细软的纤维支气管镜容易在口腔内弯曲和偏离中线,因此,操作中始终要以舌体为标记。一般认为经口纤维支气管镜引导气管插管要难于经鼻途径,原因包括在口腔内纤维支气管镜需要通过较大的空间、从口咽部进入会厌的角度比较大以及舌的后坠倾向阻碍纤维支气管镜行进,解决办法可以通过助手托下颌、拉舌钳提拉舌部或使用气道辅助装置。

7. 经鼻纤维支气管镜引导气管插管的步骤

(1)麻醉诱导或使用镇静剂,并持续维持通气。

(2)双侧鼻腔分别点滴呋嘛滴鼻液或者麻黄素等血管收缩药。

(3)分别经纤维支气管镜观察双侧鼻孔的解剖情况,选择较宽的一侧鼻孔通道行气管插管。

(4)沿着所选的一侧鼻孔通道插入纤维支气管镜,依次可见鼻中隔、软腭,此时软腭与咽喉壁组织相贴,此时请助手帮助抬高下颌,可清晰地见到咽喉部及声门。

(5)余后操作同经口插管方法

由于鼻腔间隙较小,细柔的纤维支气管镜不易移位,此途径成功率较高,尤其对初学者更容易掌握,但插管时需注意动作轻柔,避免损伤鼻腔黏膜。

8. 双腔气管导管插管后纤维支气管镜进行定位

由于纤维支气管镜引导双腔气管导管插管易损坏镜体,一般情况下不建议用纤维支气管镜引导行双腔气管导管的插管。但当插管完成后,可用纤维支气管镜进行定位。与传统的双腔管置管后的听诊定位相比,纤维支气管镜定位具有方便、快速及直观的效果。此外,术中也可用于再定位,以及缺氧、气道阻塞和气道困难等发生原因的检查确定。

一般纤维支气管镜下可见隆突平双腔管侧孔远缘与小套囊近缘中间位,或略可见小套囊(即小套囊近缘距隆突0~5 mm),双腔管侧孔正对另一侧主支气管口,两侧可见上叶支气管开口。

纤维支气管镜定位时先从双腔管侧腔进入看通畅情况和隆突与导管的相对位置,并予以调整,再从主腔进入看上叶支气管口证实导管位置正确。定位以后如有体位改变或牵拉明显的情况,应再次定位。

如为左侧双腔管,则可以看见左上、下肺叶的开口,进一步可以看见左下肺叶的细支气管开口。由于左上肺叶的开口位于视野的左上方,如进一步观察其分支,会因为纤维支气管镜的尾端过于屈曲,造成镜体损坏,故禁止进行此类操作。如是右侧双腔气管导管,则要观察到三个肺叶的开口,且在右侧分支上有一个侧孔,要求其能对着右肺上叶开口,以保证右肺三个肺叶均有充足的通气。除右肺上叶外,其余两肺叶均可以看见下一段分支的开口。

第五节　纤维支气管镜引导气管插管中的常见问题及解决办法

1. 视野中看不见组织结构,只是一片鲜红或光白

可能原因为:纤维支气管镜的尾端紧贴黏膜,可以回抽插入部镜体,直到看到组织器官或腔隙后,再行推进。

2. 视野突然模糊不清

由于一般用于气管插管的纤维支气管镜比较细,可能由于遇到分泌物附于镜头上,尤其当分泌物较稠厚时,往往不易吸出而影响视觉。此时应抽回插入部镜体,用75%酒精擦拭干净后,重新进行操作。

3. 已经看见声门裂,但无法进入

通常这是由于操作者不熟练,建议一定要将声门裂位于视野的中央,略向上屈曲尾端,贴着声门裂的底部进入气管。

4. 双腔管插管定位时,无法看见隆突,可能原因为:

(1) 过深,双腔管全部进入一侧主支气管,气管开口侧无法通过,仅看见一片鲜红或光白。如将双腔管退出一定的距离,一般可以看见隆突。

(2) 过浅,由于主支气管的气囊(蓝色气囊)充气,骑跨于隆突之上,阻塞对侧的气道开口(多见);或并未进入一侧主支气管。建议双气囊均放气后,重新调整。

5. 双腔管插管定位时,无法看见以及对准右肺上叶开口

可能原因为:蓝色气囊遮盖,由于侧孔离气囊很近,如遮盖,则说明略深,右肺上叶开口在视野中,应该位于右下方(约4~5点的位置),有时需要旋转插入部镜体后才能看见。

(王　颖　于布为)

参考文献

1. Popat M, ed. Practical fibreoptic intubation. 1st edn. Oxford: Butterworth Heinemann, 2001;75~95

2. Koga K, Asai T, Latto IP, et al. Effect of the size of a tracheal tube and

the efficacy of the use of the laryngeal mask for fibrescope-aided tracheal intubation. Anaesthesia, 1997; 52: 131~135

3. Brull SJ, Wickund R, Ferris C, et al. Facilitation of fibreoptic orotracheal intubation with a flexible tracheal tube. Anaesth Analg, 1994; 78: 746~748

4. Jones HE, Pearce AC, Moore P. Fibreoptic intubation. Influence of tracheal tube design. Anaesthesia, 1993; 48: 672~674

5. Schwartz D, Johnson C, Roberts JA. A maneuver to facilitate flexible fibreoptic intubation. Anesthesiology, 1989; 71: 470~471

6. Schaefer HG, Marsch SCI, Keller HL, et al. Teaching fibreoptic intubation in anaesthetized patients. Anaesthesia, 1994; 49: 331~334

7. Smith JE, Fenner SG, King MJ. Teaching fibreoptic nasotracheal intubation with and without closed circuit television. Br J Anaesth, 1993; 71: 206~211

8. Erb T, Hampl KF, Schurch M, et al. Teaching the use of fibreoptic intubation in anesthetized, spontaneously breathing patients. Anesth Analg, 1999; 89: 1292~1295

9. Ozer S, Benumof JL. Oro-and nasogastric tube passage in intubated patients: fibreoptic description of where they go at the laryngeal level and how to make them enter the esophagus. Anesthesiology, 1999; 91: 137~143

10. Cole AF, Mallon JS, Rolbin SH, et al. Fibreoptic intubation using anesthetized, paralyzed, apneic patients. Results of a resident training program. Anesthesiology, 1996; 84: 1101~1106

11. Arai T, Nagaro T, Namba S, et al. Mouth mask method for fibreoptic tracheal intubation in difficult intubations. Masui, 1996; 45: 244~248

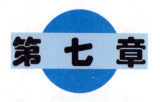

喉罩辅助纤维支气管镜引导气管插管技术

早在1881年，英国麻醉医生Joseph Thomas Clover把自己发明的世界上首个声门上气道管理器械——鼻咽管应用于临床手术，并获得成功。直到1902年，德国外科医生才研制出现代单腔气管导管的雏形。之后，各种气道管理工具相继问世，英国麻醉医生Archie Brain在1981年开始研制喉罩通气道(laryngeal mask airway，LMA)，标准型LMA(classic LMA)于1987年投产，这是一种介于面罩和气管导管中间位置，比面罩通气功能确切，并有气管导管作用的声门上气道管理器具。套囊充气后能封闭喉周，既可以经喉腔进行人工通气，又可用以引导气管插管。目前，各种类型的LMA已广泛应用于院前急救气道维持、困难气道处理和麻醉手术期间的气道管理。ASA将LMA列为困难气道的急救方法，对于声门上气道梗阻而影响肺通气者或解剖异常不能作气管插管者，LMA可作为首选。喉罩辅助纤维支气管镜引导气管插管的临床应用，主要包括预计可能出现困难气道且不合作而又不能进行清醒气管插管的患者；未预料到的困难插管，可用喉罩维持通气(不能插管，能进行通气)；"不能通气，不能插管"的情况下使用喉罩有可能可以维持通气；有助于清醒操作顺利进行；对麻醉下患者行经鼻纤维支气管镜引导气管插管训练时应用喉罩以减少缺氧时间。

通过喉罩进行盲插或在纤维支气管镜引导下气管插管都很容易成功。盲插的优势是不需要纤维支气管镜技术，劣势是插管成功率低、气道损伤和试图固定气道花费时间长。盲插成功率从30%～90%不等，主要取决于操作者的经验、技术、气管导管的类型以及环状软骨压力的应用。有研究表明气管导管的类型和头颈位置的调整在经喉罩盲插成功率方面是很重要的影响因素。Brain推荐一个经喉罩盲插两步方案：首先，尽量把头伸直使气管导管的顶端进入前庭的机会尽可能增加；其次，当导管顶端碰到喉前壁时会感到阻力(大约3 cm)，屈曲头和颈，使气管导管的折弯处和气管贴在一起。这就允许建立从咽插入喉的S型通道,而引起最小的损伤。纤维支气管镜引导下经喉罩插入气管导管一次成功率高达90%～100%,而气道损伤和误插入食管的几率降至最低。除此之外,花费的时间可大大缩短。喉罩放至理想的位置(只有经常应用才能掌握)可以明显提高插管成功率。当喉罩放在正确的位置时能很清楚地看到声带,这样在进行气管插管时也能保持良好的通气,安全性大大地提高,也允许有较多的时间在纤维支气管镜引导下进行气管插管,甚至平时不经常应用纤维支气管镜的新手、急诊手术患者气管插管的成功率也都很高。

第一节　标准型喉罩辅助纤维支气管镜引导气管插管

标准型LMA的结构如图7-1,医用硅胶制成的产品可重复使用40次,也有聚氯乙烯制成的一次性产品(LMA-Unique)。标准型LMA有七种型号,按患者体重供临床医生选择:5 kg以下婴儿用1号,5～10 kg用1.5号,10～20 kg用2号,20～30 kg用2.5号,30～50 kg用3号,50～70 kg用4号,70 kg以上用5号。

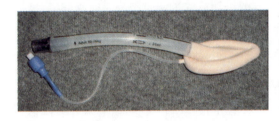
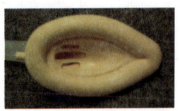

a套囊充气后背面观　　　　　　　　b套囊充气后正面观

图7-1　标准型LMA结构示意图

1. 标准型LMA的适应证与不足

标准型LMA插入操作简便,在无须显露声门的情况下即可有效地进行肺通气,心血管反应小,适用于急诊气道的建立,全身麻醉的气道管理或辅助气管插管操作。但标准型LMA对于肺顺应性下降、气道阻力较大的患者,因通气压力增大,容易出现罩口边缘漏气现象。有呕吐反流风险的高危患者、咽喉部炎症感染或病理改变者、必须保持持续正压通气者、俯卧位手术者、通气压力大于2.5 kPa(25 cmH$_2$O)的慢性阻塞性肺部疾病患者及呼吸道出血者禁忌使用标准型LMA。纤维支气管镜的头部较难通过喉罩前端的栅栏,因为喉罩气囊充气后将喉向前推使喉轴线的角度发生了偏移。因此,纤维支气管镜的头部必须通过S形的路径进到会厌部然后急转进入气管。

成人困难气管插管时可先置入3号或4号标准型LMA,当罩体位置正确时,罩端骑跨在声门裂上,经通气管盲探置入的气管导管可滑入气管内。但由于标准型LMA的罩口内有阻碍气管导管通过的双侧栅栏(图7-2B),且通气导管较细长,只能引导插入内径小于6.0 mm的气管导管,内径大于6 mm的气管导管不能进入4号喉罩(内径7 mm的气管导管能进入5号喉罩),部分患者气管导管套囊停留于声带之间造成损伤;此外,标准型LMA辅助盲探气管插管成功率仅为45%～59%,气管插管成功后罩体退出较为困难,如果不影响手术,就保留在那里,如果必须移除,首先把导管接头拿掉,然后用导管转换器或小号的管子通过导管以增加长度并移除LMA。采用纤维支气管镜辅助插管型LMA引导气管插管成功率为93%～99%,并可避免上述缺点。

2. 标准型喉罩辅助经口纤维支气管镜引导气管插管步骤

(1) 插入标准型LMA操作步骤

插入前常规检查罩体的密闭性。Brain等建议把罩体倒扣在桌面上,按压罩体,用注射器抽尽罩内气体,保持罩体边缘平整,不可出现皱折,以免在插入过程中损伤口咽部黏膜,用不含硅的润滑剂充分润滑罩体背面和纤维支气管镜体。但临床使用时罩体保持1/3充气状态,可降低罩体前端扭曲或错位的几率。

患者取平卧位,头轻度后仰,静脉麻醉诱导或气道黏膜充分表面麻醉后,操作者用左手拇指和食指拨开患者口裂,右手拇指和食指、中指以执笔式握住LMA通气管下端(图7-2a),罩口朝向下颌,左手推动患者枕部,使头后仰,将LMA置入患者的口腔内(图7-2b),右手食指或中指沿口咽部解剖弯曲紧贴咽后壁缓慢向下滑动进入下咽部,遇阻力后停下(图7-2c),对套囊充气。连接麻醉机行手控呼吸,观察胸廓起伏和气道通畅情况。挤压贮气囊时,通气阻力小,胸廓起伏良好,听诊双肺呼吸音清晰而对称,表明罩体位置正确;若阻力较大,颈前区听诊有漏气音,提示罩体错位,须调整位置或拔出重新置入。

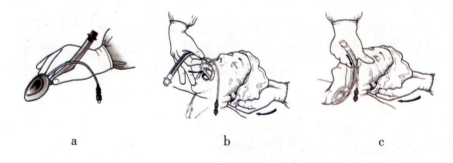

a   b   c

图7-2 标准型LMA插入操作

（2）经口纤维支气管镜引导气管插管步骤

固定标准型LMA后，将纤维支气管镜插入通气管，观察会厌和声门。镜下见声门位于罩口两侧栅栏之间，为罩体正位（图7-3A），有时可见部分或全部会厌。若镜下只见会厌（图7-3B），可调整罩体位置。镜端通过声门后，从镜侧活检孔插入引导丝（guide wire）（图7-4），直视下把引导丝送至气管隆突上2～3 cm。退镜后，抽出LMA套囊气体，沿引导丝拔出LMA，经引导丝插入适当型号的单腔气管导管，或经引导丝插入导管转换器后（图7-5），沿转换器插入气管导管。另一种方法是在纤维支气管镜旁，与镜体平行送入导管转换器，直视下把转换器插入声门，送至气管隆突上2～3 cm。退镜并拔出LMA后，沿转换器插入气管导管。

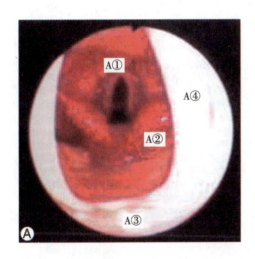

A①:声门；A②:杓状软骨；A③:罩体；A④:栅栏   B①:会厌；B②:罩体；B③:栅栏

图7-3A　纤维支气管镜下标准型LMA罩体正位　　图7-3B　纤维支气管镜下标准型LMA罩体错位

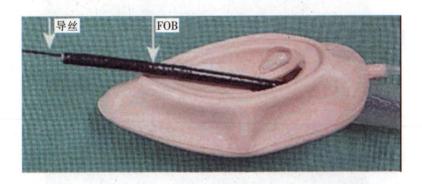

图7-4　纤维支气管镜和引导丝插入标准型LMA罩口两侧栅栏之间示意图

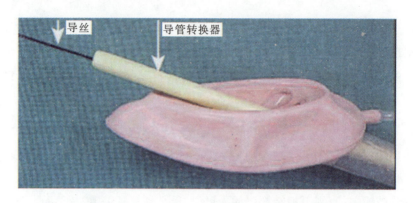

图7-5　导管转换器沿引导导丝插入标准型LMA罩口两侧栅栏之间示意图

（3）常用技术（两步法，two stage techniques）

一些直接技术有困难的气管插管可以用两步法解决，不是直接通过纤维支气管镜置管，而是用一些辅助设备如：Aintree插管导管（Aintree intubation catheter，AIC）、橡胶弹性探条（gum elastic bougie）或引导线（guide wire），在纤维支气管镜引导下置入气管，然后移除LMA（第一步）。气管导管通过这些辅助设备置入（第二步）。

1）Aintree插管导管技术（图7-7）：Aintree插管导管（AIC）（图7-6）发展于利物浦并在1996年首次被描述。它是一种套管（中空的探针），长56 cm，设计成刚好让成人插管型纤维支气管镜通过（如Olympus LF-2，4 mm）。它是特别设计用于通过喉罩进行插管的（图7-7），既有弯曲性又有柔韧性，具有一定的硬度。它的弹性使得纤维支气管镜能通过其中，而它的硬度使得气管导管易于置入。

AIC导管技术的优点有：可安全地移去喉罩；AIC可通过标准的导管接头或喷射呼

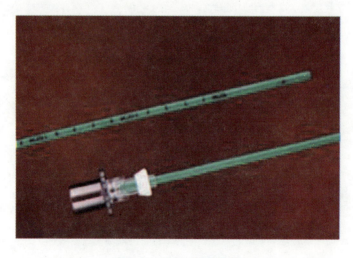

图7-6　Aintree插管导管

吸机连接部分来维持通气和氧合;大于6 mm的气管导管可安全地应用。这项技术与直接技术相比更为安全、简单,但耗时稍长。

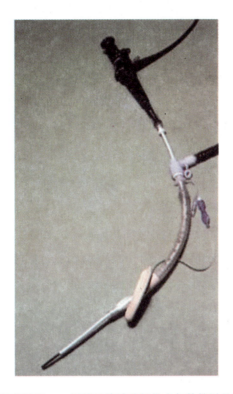

图7-7 经喉罩Aintree插管导管辅助纤维支气管镜引导气管插管

2) 橡胶弹性探条(gum elastic bougie)技术:橡胶弹性探条(图7-8)可用于通过喉罩盲探进入声门。这种方法失败率高,可能造成喉部损伤、水肿以及出血。已有人提出更为安全的纤维支气管镜辅助技术,成功率为88%。这项技术在无法应用AIC导管时较为有用,但当LMA拔出时橡胶弹性探条可能会有被无意带出气管的危险。

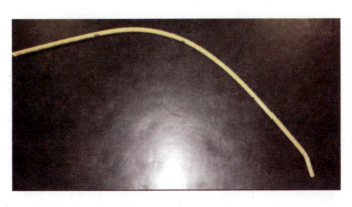

图7-8 橡胶弹性探条

这项技术的步骤如：① 按照常规插入LMA，保证通气良好并通过其进行通气；② 引导纤维支气管镜进入LMA，通过栅栏并使镜头位于会厌附近；③ 沿着纤维支气管镜置入橡胶弹性探条，使其在纤维支气管镜引导下向前通过声带；④ 移除纤维支气管镜和LMA，保留橡胶弹性探条于气管内；⑤ 将合适规格的气管导管套在橡胶弹性探条外置入气管，随后拔除橡胶弹性探条；⑥ 通过呼气末二氧化碳监测来确认气管导管的位置。

3）导线技术（guide wire technique）

这项技术在成人已有描述，在儿童中也很有用。步骤如：① 常规插入LMA，保证通气良好并通过其进行通气；② 在纤维支气管镜的工作通道里插入一条长的导线（如Cook逆行导线，有J端，0.98 mm粗，110 cm长，或心导管线）；③ 通过LMA插入纤维支气管镜并将其头部向前通过栅栏进入气管；④ 置入导线，使送入的导线在气管里有足够的长度；⑤ 移去纤维支气管镜；⑥ 在导线上套入替换导管或加强装置；⑦ 移去导线；⑧ 将合适规格的气管导管套在替换导管外置入气管。

3. 标准型喉罩辅助经鼻纤维支气管镜引导气管插管步骤

插入标准型LMA的困难气道患者若需要长时间机械通气辅助呼吸，可改行经鼻气管插管，在经鼻纤维支气管镜检查及气管插管的过程中，喉罩可提供充分的通气和麻醉，减少总缺氧时间。方法有以下两种，第一种是用麻黄碱收缩鼻黏膜血管后，常规润滑纤维支气管镜体，把气管导管套在镜体上，经鼻腔入镜至咽部，见罩体前端，抽出套囊气体，退出LMA，镜端通过声门后，把气管导管送至气管隆突上2～3 cm。

第二种方法比较烦琐，准备工作同上，将18Fr Foley导管的管端经一侧鼻孔插入到咽部，直视下用血管钳将管端钳夹出口腔外；经LMA通气导管插入纤维支气管镜，在镜侧与镜体平行送入导管转换器，直视下把转换器插入声门（图7-9a）。退镜后，在口腔外

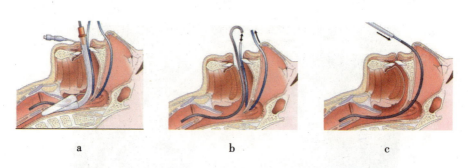

a   b   c

图7-9　纤维支气管镜辅助标准型LMA引导经鼻气管插管示意图

（引自：Brimacombe JR. Laryngeal mask anesthesia：principles and practice. 2nd Ed. Philadelphia: Saunders Elsevier, 2005;163）

连接导管转换器和Foley导管管端，牵拉Foley导管，把导管转换器带出鼻腔外（图7-9b），将气管导管套在导管转换器外，以导管转换器作支架，将气管导管插入气管内（图7-9c）。用注射器充胀导管套囊后，进行纤维支气管镜观察和调整管端位置。

第二节　插管型喉罩辅助经口纤维支气管镜引导气管插管

为了提高盲探气管插管成功率，Brain等在标准型LMA的基础上设计了插管型LMA（intubating LMA，ILMA）。ILMA由医用硅胶和不锈钢制成，可重复使用40次，有3号、4号和5号三种型号，可插入内径8.0 mm以下的气管导管。其结构如图7-10。根据咽喉解剖

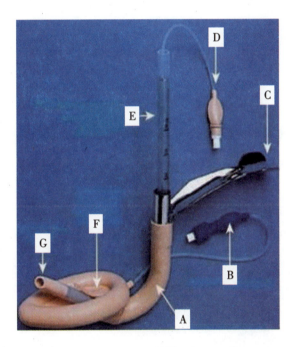

A:硬质通气导管；B:喉罩套囊注气孔；C:不锈钢操作手柄；D:特制加强型气管导管套囊注气孔；E:特制硅胶带套囊加强型气管导管；F:会厌提升板；G:斜面圆钝的气管导管端

图7-10　ILMA结构示意图

弧度，将不锈钢与硅胶制作的硬质通气管连接罩体，通气管后标有刻度，管端为不锈钢标准接头，并有不锈钢操作手柄。罩体中央有别于标准型LMA的双侧栅栏设计，为一片状会厌提升板（Epiglottic elevating bar）。ILMA的配套产品包括特制的带气囊硅

胶加强型气管导管和退喉罩硅胶管芯(图7-11),该加强型导管是直的,可弯曲成任意的弧度,导管接头可拆卸,管端斜面柔软而圆钝,可避免盲探插管时对气道黏膜的损伤。气管导管经ILMA通气道插入,管端推开会厌提升板,通过声门可进入气管内。

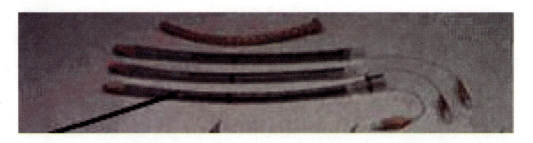

图7-11 ILMA退喉罩硅胶管芯和不同型号的带气囊硅胶气管导管

1. ILMA的优点及适应证和禁忌证

口稍张开时,不需移动患者的头颈,握持不锈钢手柄就能插入ILMA。罩体位置容易调整,气密性好。适用于:

(1) 院前急救的气道保护和通气维持。

(2) 气管插管操作不成功,且无法维持有效通气的困难气道患者。

(3) 咽喉反射消失的昏迷患者。

(4) 颈强直者。

(5) 呼吸道肿瘤或外伤者。

不过,ILMA有增加颈椎损伤患者气道后壁压力的潜在风险,对此类患者应谨慎使用,但应用硬质颈围保护颈部之后插入ILMA,纤维支气管镜下并无发现气道损伤。

禁忌使用ILMA者包括:

(1) 饱胃或胃排空延迟、有反流误吸风险者。

(2) 病态肥胖者。

(3) 怀孕超过14周。

(4) 多部位严重创伤者。

(5) 肺顺应性降低、吸气峰值压力超过20 cm H_2O 者。

(6) 需要侧卧或俯卧位者。对于存在食管或咽部病变者,可插入ILMA,但不宜经ILMA行气管插管。

ILMA对困难气道的首次通气成功率和盲探气管插管成功率分别为86%和75%。麻醉下纤维支气管镜辅助ILMA气管插管总成功率为99.8%,与纤维支气管镜直接气管插管的成功率相似,但可避免患者在清醒状态下使用纤维支气管镜行气管插管的不适感觉、低氧血症以及出血。

2. ILMA插入操作步骤

根据患者的体重选择ILMA,30~50 kg选择3号,50~70 kg选择4号,70~100 kg选择5号。使用前常规检查ILMA的密闭性和会厌提升板的活动性,通气管与罩体成角应在90°以内。把ILMA倒扣在桌面上,按压罩体,用注射器抽尽罩内气体,保持罩体边缘平整,不可出现皱折,用润滑剂充分润滑罩体背面和前端。利多卡因凝胶使保护性咽喉反射恢复延迟,所以不推荐应用。

患者取仰卧头正中位,保留枕头,面罩吸氧,用2%利多卡因行口咽黏膜表面麻醉或静脉麻醉诱导后,操作者用左手拇指和食指拨开患者口唇,右手拇指和食指、中指以执笔式持ILMA不锈钢手柄(图7-12a),将罩体背面紧贴患者硬腭,沿口咽部的曲度缓慢向下滑动推进入咽部,直到通气管进入口腔并感到阻力后停止推进(图7-12b)。根据推荐容量对套囊注气,使囊内压力小于5.9 kPa(60 cm H_2O)。如果ILMA正确到位,注入最大推荐注气量的一半就可维持良好的气密性。插入过程中不需移动患者的头颈部,也不需使头后仰。

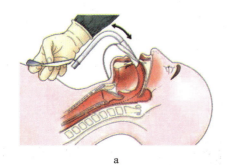 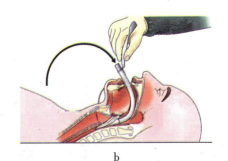

a   b

图7-12　ILMA插入操作示意图

(引自:Brimacombe JR. Laryngeal mask anesthesia:principles and practice.2nd Ed. Philadelphia: Saunders Elsevier,2005,483)

连接麻醉机或呼吸囊行手控呼吸,观察胸廓起伏和气道通畅情况。挤压贮气囊时,通气阻力小,胸廓起伏良好,表明通气状态较好,罩体位置正确,可妥善固定ILMA;若阻力较大,提示罩体错位,可采用Chandy手法,在矢状面轻柔地上下摇晃操作手柄,调整罩体位置,直到挤压贮气囊的通气阻力变小(图7-13)。此手法有助于罩体中央的通气孔对准声门。如果阻力依然很大,须拔出ILMA重新置入。

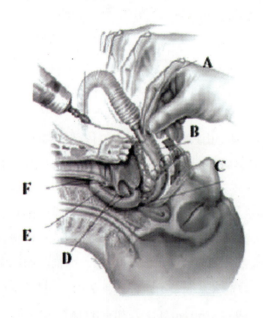

A：操作手柄；B：通气管；C：软腭；D：会厌及会厌提升板；E：罩体；F：环状软骨及杓状软骨

图7-13 Chandy手法操作示意图

（引自：Ferson DZ, Rosenblatt WH, Johansen MJ, et al. Use of the intubating LMA-Fastrach in 254 patients with difficult-to-manage airways. Anesthesiology, 2001;95：1177）

3. 纤维支气管镜引导气管插管步骤

插管前，选择恰当型号的特制加强型气管导管，润滑导管外壁，特别是套囊部位。检查纤维支气管镜的光源，导管内径应大于镜体外径2.0 mm以上，调节好焦距，润滑镜体，取下气管导管的15 mm接头，把导管套在镜体上，镜端位于导管内。如果气管导管没有推开会厌提升板，纤维支气管镜只能从栅栏侧方通过，否则镜端会被栅栏磨损（图7-14）。

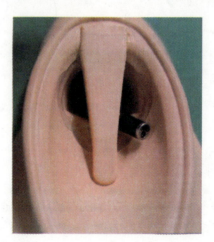

图7-14 气管导管管端没有推开会厌提升板，纤维支气管镜端只能从会厌提升板侧方通过

常规润滑ILMA通气管内壁。将气管导管沿通气管内腔缓慢向下推送至刻度为15 cm时，镜下可见管端接近会厌提升板以及会厌。导管继续推进1.5 cm，至刻度为16.5 cm时，可见声门（图7-15）。在纤维支气管镜直视下把气管插过声门，并推送至气管隆突

上2 cm左右,退出纤维支气管镜。气管导管套囊充气后,抽出ILMA套囊气体,以退喉罩硅胶管芯协助退出ILMA(图7-16a、b、c)。安装导管接头,连接麻醉机进行手控呼吸,观察胸廓起伏,听诊双肺,连接呼气末二氧化碳监测,确认导管位于气管内。放置牙垫,妥善固定气管导管。

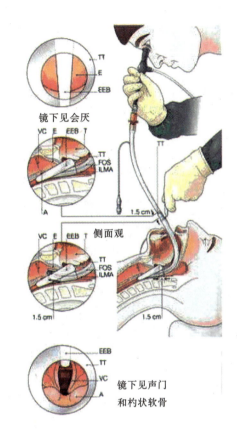

EEB:会厌提升板;TT:气管导管端;E:会厌；VC:声门;FOS:纤维支气管镜;A:杓状软骨;T:舌根

图 7-15　纤维支气管镜辅助 ILMA 气管插管操作示意图

（引自:Brimacombe JR. Laryngeal mask anesthesia:principles and practice. 2nd Ed. Philadelphia: Saunders Elsevier, 2005; 484）

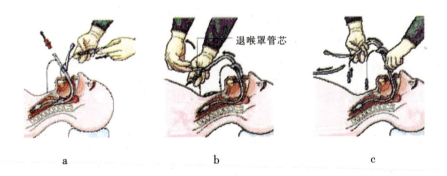

a　　　　　　　b　　　　　　　c

图7-16　完成气管插管后,退出ILMA操作示意图

（引自:Brimacombe JR. Laryngeal mask anesthesia:principles and practice. 2nd Ed. Philadelphia: Saunders Elsevier,2005;485～486）

91

4. 经ILMA气管插管失败的原因及解决方案

（1）会厌提升板前端被会厌阻挡

当气管导管在通气管内推进至刻度为16.5～17 cm时遇阻力，纤维支气管镜下见会厌阻挡管端，提示会厌提升板前端被会厌阻挡，未能提起会厌，使会厌覆盖在声门上。此时应退出气管导管和纤维支气管镜，在保持ILMA套囊充气的状态下，观察硬质通气管背面的刻度（图7-17），退出ILMA 6 cm左右，令会厌上移，重新插入ILMA至遇阻力，此时会厌提升板可滑至会厌下方（图7-18）。再次尝试气管插管操作时，若镜下仍见会厌阻挡，表明所选择的ILMA型号偏小，应更换大一号的ILMA。

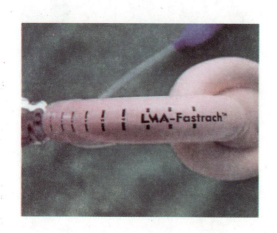

图 7-17　硬质通气导管背面的刻度

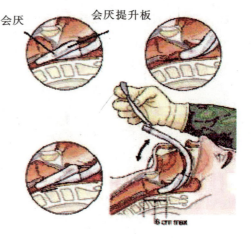

会厌　　　　　会厌提升板

图 7-18　退出 ILMA 6 cm 左右，重新插入，使会厌提升板滑至会厌下方

（引自：Brimacombe JR. Laryngeal mask anesthesia：principles and practice. 2nd Ed. Philadelphia: Saunders Elsevier,2005;487）

（2）ILMA型号选择偏小

当气管导管在通气管内推进至导管刻度为15 cm时，镜下见会厌提升板后为舌根或会厌下软组织，至18 cm时遇阻力，镜下见管端被软组织包围，提示所选择的ILMA型号偏小，罩体栅栏位于会厌前方，应更换大一号的ILMA后再行气管插管操作（图7-19）。

如果患者使用5# ILMA，可将患者甲状软骨突推向上方，使会厌上移，会厌提升板向下移动，此举可令会厌提升板提起会厌，有助于完成气管插管。

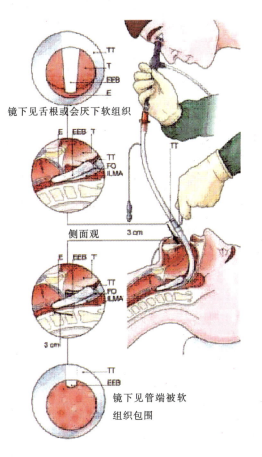

镜下见舌根或会厌下软组织

侧面观　3 cm

镜下见管端被软组织包围

EEB：会厌提升板；TT：气管导管端；E：会厌；VC：声门；FOS：纤维支气管镜；A：杓状软骨；T：舌根

图 7-19　ILMA 型号偏小，罩体栅栏位于会厌前方

（引自：Brimacombe JR. Laryngeal mask anesthesia：principles and practice. 2nd Ed. Philadelphia: Saunders Elsevier,2005,488）

（3）ILMA型号选择过大

对于颈部细长的患者，当气管导管在通气管内推进至导管刻度为15 cm时遇阻力，镜下见会厌提升板后为杓状软骨，提示所选择的ILMA型号偏大，会厌提升板位于杓状软骨下方（图7-20）。此时强行插入导管，可能损伤咽后壁或使导管进入食管。

对于颈部粗短的患者，当气管导管在通气管内推进至导管刻度为19～20 cm时遇阻力，镜下只见杓状软骨在视野的中上方，但未见声门，此时气管导管端可能位于罩体前端和环状软骨之间，会厌提升板位于杓状软骨之下（图7-21）。上述两种情况都应更换小一号的ILMA。

如果患者使用3号ILMA，可推动患者喉头，使环状软骨环下移，会厌提升板向上摆动，帮助完成气管插管。

（4）麻醉过浅

麻醉深度偏浅时，由于气管导管刺激声门，可引起声门关闭，适当加深麻醉即可顺利完成插管操作。

93

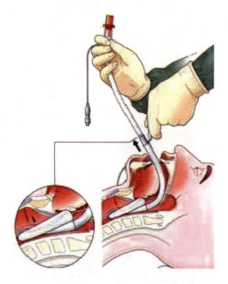
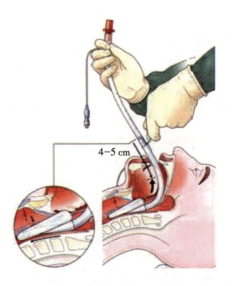

图 7-20　颈部细长患者 ILMA 型号偏大，会厌提升板位于杓状软骨下方

（引自：Brimacombe JR. Laryngeal mask anesthesia：principles and practice. 2nd Ed. Philadelphia: Saunders Elsevier, 2005; 489）

图 7-21　颈部粗短患者 ILMA 型号偏大，气管导管端位于罩体前端和环状软骨之间，会厌提升板位于杓状软骨之下

（引自：Brimacombe JR. Laryngeal mask anesthesia：principles and practice. 2nd Ed. Philadelphia: Saunders Elsevier, 2005;489）

5. 使用ILMA的并发症和不足

放置ILMA硬质通气导管时，如果动作粗鲁或手法不熟练，容易发生牙齿、咽喉部损伤、食管穿孔、咽后壁或会厌出血、舌下神经损伤、短暂性舌麻痹和声带麻痹。ILMA套囊压力过高或放置时间过长可导致咽喉部疼痛、声嘶、咽后壁或会厌水肿和吞咽困难。

贸然移动患者头颈部可引起罩体错位或气道损伤，上下门齿距离小于20 mm的患者无法插入ILMA。此外，ILMA必须使用特制的带套囊硅胶加强型气管导管，且价格昂贵，极大地限制了ILMA在临床中的推广应用。

第三节　Cookgas插管型喉罩辅助纤维支气管镜引导气管插管

Cookgas插管型喉罩（Cookgas intubating laryngeal airway，CILA）是Daniel Cook医师在充分吸取标准型LMA和ILMA优点的基础上研制的一种新型通气道，于2005年投入临床使用。

CILA由医用硅胶制成，可高压消毒，重复使用40次。其材质柔韧，与咽喉部解剖曲线一致的弯曲角度有利于其顺利进入咽腔。通气管内腔较标准型LMA粗，管端接头可拆卸；罩口通气孔为椭圆型，无栅栏阻挡，并有一个辅助通气孔；罩体上的皱褶设计使其与咽腔的空隙更小，气密性更佳（图7-22a、b）。CILA还配备退喉罩管芯，设计有别于ILMA的硅胶棒，一端为从底部至顶端逐渐变细的接头，使该管芯适用于多种型号的气管导管。接头上有横向的隆起和纵向的沟槽，分别有固定气管导管和保留自主呼吸时气体交换的作用（图7-23）。

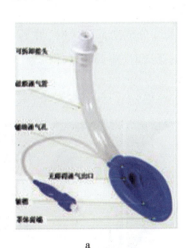
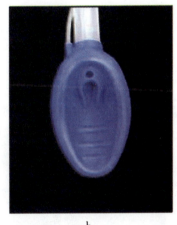

a　　　　　　　　　　　　b

图7-22　CILA结构示意图

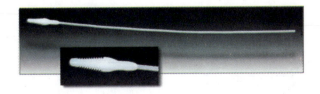

图7-23　CILA退喉罩管芯

CILA的型号分别为2.5号、3.5号和4.5号,适用于体重20 kg~100 kg的患者。2.5号CILA可通过内径为5.0~6.5 mm的气管导管,3.5号CILA可通过7.5 mm以下的气管导管,4.5号CILA可通过8.5 mm以下的气管导管。与ILMA比较,可直接插入普通气管导管是其最突出的优点,降低使用成本,有利于临床推广。

1. 插入CILA及气管导管的操作步骤

根据患者的体重选择相应型号的CILA、气管导管以及相匹配的退喉罩管芯,用注射器抽出套囊内的残余气体。使用前常规检查CILA的密闭性,并应用润滑剂充分润滑罩体背面。检查纤维支气管镜的光源,调节好焦距,常规润滑CILA外壁、套囊和纤维支气管镜镜体。

CILA的插入操作与标准型LMA相似,患者取平卧位,头轻度后仰,麻醉诱导肌肉松弛后,操作者用左手拨开患者口裂,右手执笔式持充气CILA,罩口朝向下颌,取正中位将CILA置入患者的口腔内,沿口咽部弯曲贴咽后壁向下滑入咽部,遇阻力后停下。

连接麻醉机行手控呼吸,观察胸廓起伏和气道通畅情况。挤压贮气囊时,通气阻力小,胸廓起伏良好,表明通气状态较好,罩体位置正确;若阻力较大,提示CILA置入位置不当。在置入CILA后,用纤维支气管镜观察声门和会厌的情况。从辅助通气孔下方的罩体通气孔入镜,可见会厌,罩体完全包绕在声门外周,声门结构显露清晰(图7-24a,b,c),即为CILA正确到位。镜下见声门及部分或全部会厌时,可不必改变罩体位置,待插管操作时再调整镜端角度。镜下只见会厌时,应调整罩体位置,若调整后位置仍不理想,应退出CILA重新置入。

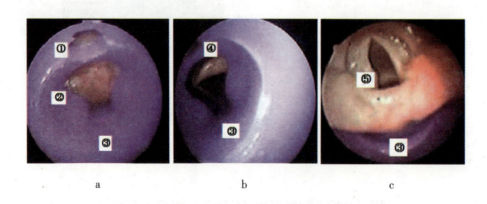

a   b   c

① 辅助通气孔;② 罩体通气孔;③ 罩体;④ 会厌;⑤ 声门

图7-24 纤维支气管镜下CILA罩体正确到位

CILA罩体位置合适后,操作者用左手的食指和拇指固定CILA,取下接头,润滑CILA通气管内壁。由助手在患者的头侧负责CILA的固定、协助推送气管导管以及连接麻醉呼吸机等操作。操作者在手术床左侧，面向患者，取下气管导管15 mm接头，将导管套在纤维支气管镜镜体的根部，把镜端插入CILA通气管，经过罩口，通过调整镜端的角度寻找声门，将镜端轻柔地插入声门裂，缓慢推送至气管中下1/3部位，距离隆突2~3 cm，由助手将气管导管轻柔地沿镜体经CILA插入气管内，气管导管插至合适深度后，退出纤维支气管镜。

气管插管操作完成后，连接麻醉机进行手控呼吸，观察胸廓起伏，听诊双肺，连接呼气末CO_2监测仪确认气管插管成功后，取下气管导管的接头，用退喉罩管芯协助退出CILA。

2. CILA的优点和使用注意事项

对于困难插管患者，只要张口度允许CILA进入口内，就能经CILA快速建立有效气道，完成置入CILA的平均时间不超过20 s，首次置入通气成功率在80%以上。通过CILA盲探或使用纤维支气管镜引导可迅速完成气管插管。由于罩体开口与声门的对应关系较好，使用纤维支气管镜引导插管时，寻找声门比较容易，既确保了气管插管的成功率，也降低了使用纤维支气管镜的技术难度。

经CILA引导气管插管可避免常规喉镜对会厌、舌根和咽部肌肉深部感受器的机械性刺激，心血管系统反应较轻，降低了高血压、冠心病等心脑血管疾病患者气管插管时心血管应激反应的危险性。

在纤维支气管镜下能见到声门或声门和部分会厌时，盲探插管较易成功；镜下能看到声门和全部会厌时，由于声门的位置高于与喉罩的开口，盲探插管的成功率明显下降，部分患者可通过喉头加压帮助完成盲探插管。但只要镜下能看见声门，纤维支气管镜引导气管插管很容易成功。不过在退出喉罩时应注意双手的协调配合，避免将气管导管与喉罩一同带出。

CILA在国内外的使用并未普遍，临床尚无不良反应或并发症的报道。

第四节　纤维支气管镜辅助经口喉罩通气道更换气管导管

手术结束时如自主呼吸已恢复，保持一定深度的麻醉下拔除气管导管可预防患者呛咳、喉痉挛和血液动力学波动，但在拔管后或转运到麻醉后恢复室或ICU途中可能发生舌后坠等上呼吸道梗阻并发症。由于患者在清醒时也能耐受LMA对口咽部的刺激，故在插入LMA后才拔管，可以避免上述不良反应。纤维支气管镜能防止LMA插入深度不足、扭曲等错位状态，使LMA正确到位。

术毕抽吸清除口咽分泌物后,按常规方法盲探插入标准型LMA,充胀套囊,经LMA通气管插入纤维支气管镜, 如LMA罩体正确到位, 可见插入声门的气管导管 (图7-25a、b),有时可见会厌(图7-26)。当镜下未见声门或仅见咽后壁黏膜,应抽出LMA套囊气体,调整LMA罩体位置。确认LMA正确到位后,可退出纤维支气管镜,并在固定LMA后拔出气管导管。

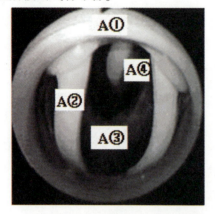 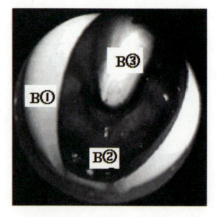

a   b

A①:罩体；   A②:栅栏；   A③:声门；   A④:气管导管

B①:栅栏；   B②:声门；   B③:气管导管

图7-25   LMA罩体正确到位

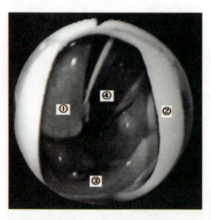

①:会厌；②:栅栏；③:咽下软组织；④:气管导管

图7-26   部分会厌覆盖在栅栏前方

(胡明品   叶 靖   欧阳葆怡)

参考文献

1. Brimacombe JR. Laryngeal mask anesthesia:principles and practice. 2nd Ed.

Philadelphia: Saunders Elsevier, 2005; 1～35

2. Miller RD. Anesthesia. 6th Ed. New York: Churchill Livingstone, 2004; 1625～1627

3. 董庆龙,叶靖,庄小雪等. 腹腔镜胆道手术患者双管型喉罩通气的可行性.中华麻醉学杂志,2005.25: 493～496

4. Maltby JR, Beriault MT, Watson NC, et al. LMA-Classic and LMA-ProSeal are effective alternatives to endotracheal intubation for gynecologic laparoscopy. Can J Anaesth, 2003; 50: 71～77

5. Pandit JJ, MacLachlan K, Dravid RM, et al. Comparison of times to achieve tracheal intubation with three techniques using the laryngeal or intubating laryngeal mask airway. Anaesthesia, 2002; 57: 128～132

6. Johr M, Berger TM. Fibreoptic intubation through the laryngeal mask airway (LMA) as a standardized procedure. Paediatr Anaesth, 2004; 14: 614

7. Walker RW. The laryngeal mask airway in the difficult paediatric airway: an assessment of positioning and use in fibreoptic intubation. Paediatr Anaesth, 2000; 10: 53～58

8. Kefalianakis F, Spilker D. Nasotracheal intubation with laryngeal mask and fiber bronchoscope. Anasthesiol Intensivmed Notfallmed Schmerzther, 2000; 35: 440～442

9. Brimacombe JR. Laryngeal mask anesthesia:principles and practice.2nd Ed. Philadelphia: Saunders Elsevier, 2005; 162～163

10. Brain AI, Verghese C, Addy EV, et al. The intubating laryngeal mask. I: Development of a new device for intubation of the trachea. Br J Anaesth, 1997; 79: 699～703

11. Brain AI, Verghese C, Addy EV, et al. The intubating laryngeal mask. II: A preliminary clinical report of a new means of intubating the trachea. Br J Anaesth, 1997; 79: 704～709

12. Henderson JJ, Popat MT, Latto IP, et al. Difficult Airway Society guidelines for management of the unanticipated difficult intubation. Anaesthesia, 2004; 59:675～694

13. Gibbs M , Swanson E, Tayal V, et al. Use of the intubating laryngeal mask airway in prehospital patients with failed rapid sequence intubation. Acad Emerg Med, 2003; 10: 467

14. Ferson DZ, Rosenblatt WH, Johansen MJ, et al. Use of the intubating LMA-Fastrach in 254 patients with difficult-to-manage airways. Anesthesiology, 2001; 95: 1175～1181

15. Komatsu R, Nagata O, Kamata K, et al. Intubating laryngeal mask airway allows tracheal intubation when the cervical spine is immobilized by a rigid collar. Br J Anaesth, 2004; 93: 655～659

16. Steel A. The intubating laryngeal mask airway. Emerg Med J, 2005; 22:47～49

17. Joo HS, Rose DK. The intubating laryngeal mask airway with and without fibreoptic guidance. Anesth Analg, 1999; 88: 662～666

18. Joo HS, Kapoor S, Rose DK, et al.The intubating laryngeal mask airway after induction of general anesthesia versus awake fibreoptic intubation in patients with difficult airways. Anesth Analg, 2001; 92: 1342～1346

19. Langeron O, Semjen F, Bourgain JL, et al. Comparison of the intubating laryngeal mask airway with the fibreoptic intubation in anticipated difficult airway management. Anesthesiology, 2001; 94: 968～972

20. Hamard F, Ferrandiere M, Sauvagnac X, et al. Propofol sedation allows awake intubation of the difficult airway with the Fastrach LMA. Can J Anaesth, 2005; 52:421～427

21. Stix MS, Borromeo CJ, Sciortino GJ. Learning to exchange an endotracheal tube for a laryngeal mask prior to emergence. Can J Anaesth, 2001; 48: 795～799

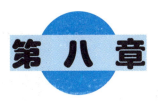

第八章

清醒纤维支气管镜引导
气管插管操作前准备

利用局部麻醉药对咽喉、气管施行黏膜表面麻醉,在患者神志清醒的状态下进行气管内插管,称清醒气管插管。对于已预知的困难气道患者,常需采用清醒气管插管。清醒纤维支气管镜引导气管插管技术是在保持患者清醒状态下,通过纤维支气管镜引导进行气管插管、保持患者气道开放的一项技术。虽然清醒气管插管较为费时费力,患者也不易接受,但只要谨慎细致地计划和实施,熟练运用纤维支气管镜,充分考虑到患者舒适性,还是具有较高的成功率和安全性。因此,了解掌握清醒纤维支气管镜引导气管插管技术显得十分重要。本章就清醒纤维支气管镜引导气管插管操作前准备以及具体实施进行讨论。

第一节 适应证和禁忌证

清醒纤维支气管镜引导气管插管的适应证:

(1)有插管和/或面罩通气困难病史的患者。

(2)患者的咽、喉、颈或纵隔存在病理情况,估计在气管插管或全麻诱导时面罩通气有困难(图8-1)。

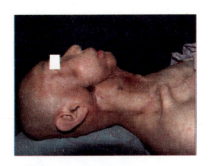

图8-1 喉颈部存在病理情况

101

（3）气道不完全梗阻，如痰多、咯血、颈部肿块压迫气管等（图8-2）。

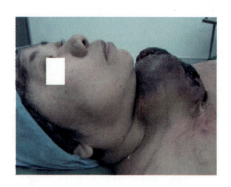

图8-2　颈部肿块压迫气管

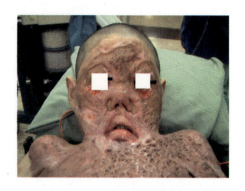

图8-3　头颈部烧伤患者

（4）张口困难、颞颌关节强直、上门齿突出、头颈部烧伤或手术瘢痕挛缩（图8-3）。

（5）颈项粗短、颈后仰困难、颈部强直（如颈椎骨折、颈椎畸形及极度肥胖等，图8-4）。

（6）估计在全麻诱导期间有误吸胃内容物危险者，如消化道梗阻、饱食、孕妇、肥胖等。

（7）老年、虚弱、休克、垂危等不能接受深麻醉需保持血流动力学稳定的患者。

（8）用于清醒纤维支气管镜引导气管插管技术的教学、培训以及巩固经验，以便使更多麻醉医师掌握该技能。引起气管插管或面罩通气困难的原因以及清醒纤维支气管镜引导气管插管技术在处理这类情况中所扮演的角色在第五章已经进行了讨论。对在全身麻醉诱导期间有误吸胃内容物危险者，如饱食、创伤急诊、肥胖等应考虑进行清醒气管插管。清醒气管插管前要求上呼吸道必须有完善的表面麻醉，在表面麻醉后行纤维支气管镜引导气管插管有助于减少气管插管时的应激反应，能有效地保持血流动力学稳定，因此对于血压正常或有一定心血管疾病风险的患者都是适用的。另外，有关研究报道认为对颈椎不稳定患者实施清醒气管插管也是安全的。

如前所述，清醒纤维支气管镜引导气管插管一个重要的适应证就是用于教学、培训以及巩固经验。学员必须明确清醒纤维支气管镜引导气管插管的操作规范，首先应该在培训人员的监督下学习清醒纤维支气管镜引导气管插管技术，然后再独立操作。目前，大多数医院只对很少数患者实施清醒气管插管。原因有可能是认为实施清醒气管插管的技术要求高，患者依从性差而放弃，有时甚至对预期气管插管存在困难的患者也是如此。对于大多数麻醉医师来说，清醒气管插管往往意味着用并不擅长的技术来麻醉和气管插管，因而会有所顾虑。然而在他们放弃清醒气管插管的同时也增加了

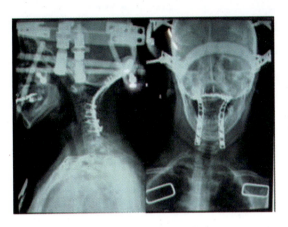

图8-4　颈椎骨折固定

患者的危险,也失去了利用纤维支气管镜清醒气管插管的操作实践机会。

　　然而,有些措施能够有效避免这些问题。首先,可以对所有需要气管插管的患者都实施清醒纤维支气管镜引导气管插管,这样可以让每个学员在接受气管插管培训的开始阶段就能接触这项技术。该措施在美国已广泛实行,由于客观条件的限制在我国并不普遍,其中当然还有伦理和法律方面的原因。其次,还可以安排学员到纤维支气管镜诊疗室去轮转,学习局部麻醉和纤维支气管镜操作技术。这也要根据各科室实际情况而定。第三种方法是着重关注那些接受某类特殊手术(比如口腔颌面外科手术)的患者,这些患者中困难气道的比例较高。有作者曾经统计过并认为在接受口腔颌面外科手术的患者中有接近20%左右需要进行清醒纤维支气管镜引导气管插管。通过以上方法,学员一般都能熟练掌握清醒纤维支气管镜引导气管插管技术,患者几乎没有不适,有效地提高学员们的信心和增加培训的机会,使更多的麻醉医师掌握此项必需的技术。

　　总的来说,清醒纤维支气管镜引导气管插管并无绝对的禁忌证,除非患者拒绝使用或不合作。一般的禁忌证包括:

　　(1) 麻醉医师缺乏纤维支气管镜引导气管插管经验。

　　(2) 患者拒绝。

　　(3) 对局麻药过敏患者。

　　(4) 患者不合作,如意识不清、智力迟钝、酗酒、脾气暴躁的患者。

　　(5) 未成年患者。

　　(6) 口腔内有大出血的患者。

　　在大多数情况下清醒纤维支气管镜引导气管插管前需要作详尽的计划。条件允许最好能在有经验的麻醉医师的帮助下进行。缺乏相关经验的麻醉医师不但会导致气管插管失败,还将给患者带来心理创伤,并拒绝再次气管插管。对该麻醉医师来说,他的信心也受到打击并感到不安,从而难以掌握这项技术。

术前的告知与解释工作至关重要,只要在操作前给予充分的解释,大多数患者会同意的。如果患者仍然拒绝,就要考虑采用其他方法来保持呼吸道通畅。对局麻药过敏患者比较少见,一旦存在则为清醒纤维支气管镜引导气管插管的禁忌。尽管是一种理想的气管插管方式,但对于一些不合作患者也不适用,比如有认知和语言障碍以及意识不清的患者和大多数未成年患者。由于不能达到足够镇静和完善的表面麻醉,其在清醒状态下很难配合完成气管插管,通常会选择在全身麻醉下实施纤维支气管镜气管插管。口腔内大出血会干扰纤维支气管镜的视野从而影响操作,因此是纤维支气管镜引导气管插管的相对禁忌证。如果选用较大直径的纤维支气管镜和较粗吸引管则会取得较好效果。

第二节　术前准备的关键因素

清醒纤维支气管镜引导气管插管的术前必要准备。

(1) 解释并获得患者同意。

(2) 合理的术前用药。

(3) 完善的清醒镇静。

(4) 必要的监测。

(5) 给氧。

(6) 上呼吸道局部麻醉。

(7) 准备好插管失败后的备份方案。

清醒纤维支气管镜引导气管插管术前准备必须充分,准备不足会造成麻醉医师紧张以及给患者带来焦虑和不适。完善的纤维支气管镜和监护设备以及有经验的助手也必不可少,至少应有一名助手在旁协助。在可能的情况下,应安排一名麻醉医师作为助手,在气管插管操作中协助监测患者和进行供氧。如果患者病情危急或拒绝采用清醒气管插管,应准备好气管切开、环甲膜穿刺用具,以便在紧急情况下实施紧急呼吸道切开术。对于危急重症患者常常需要特殊准备。

1. 解释并获得患者同意

仔细回顾病史和体格检查有助于明确该患者是否需要清醒气管插管。首先要向患者解释为何要清醒气管插管以及常规情况下如何插管。然后应重点解释常规气管插管与清醒气管插管的区别，使患者明白由于考虑到患者自身的解剖学特点和/或病情特点，采用常规麻醉诱导后气管插管可能发生的危险，而采用清醒气管插管则更为安全。还要介绍纤维支气管镜引导气管插管技术，可以用多数患者都比较熟悉的胃镜检查来作比方，强调纤维支气管镜要比胃镜要细得多，之外也要告知患者纤维支气管镜引导气管插管仍会有一些不适。通过向患者详细介绍局部麻醉技术，让患者明白通过局部麻醉只能缓解但不能彻底避免不适。要让患者明白，通过适当镇静能缓解操作带来的不适并具有顺行性遗忘作用，而且无论患者对清醒气管插管过程是否存在记忆，所引起的不适感均比较轻微，不会引起心理创伤。此外，还要向患者说明一旦气管插管成功后，就对其开始实施全身麻醉。这样患者就会理解麻醉医师采用清醒纤维支气管镜引导气管插管是出于患者自身安全的考虑，大部分患者在了解后均能给予满意合作，并耐受清醒纤维支气管镜引导气管插管时的不适感。通过耐心的交谈解释使患者了解了清醒纤维支气管镜引导气管插管的过程，更重要的是在彼此之间建立了平等、信任、友好的关系。

经过以上步骤通常能获得患者的同意。至于这些同意是以书面还是口头形式取决于各医院的政策。开始时学员最好在指导老师陪同下参与解释工作。随着经验及信心的增长，他们交谈解释的效率也会大幅提高。

2. 术前用药

术前用药的目的是为了缓解患者的焦虑情绪和保持口腔干燥。但是术前用药并不能完全代替上述提到的对患者的心理准备。根据具体情况还可以给予一些预防误吸的药物。

（1）镇静药及抗焦虑药

1）苯二氮䓬类药物：苯二氮䓬类药物能缓解焦虑情绪并有顺行性遗忘作用。常用的口服药物包括替马西泮，劳拉西泮或地西泮等都可以在病房内给予。也可以肌肉注射咪达唑仑，但由于其起效快、作用时间短，最好在麻醉诱导室内通过静脉注射方式给予。

2）阿片类药物：虽然吗啡、哌替啶等阿片类药物并不能抗焦虑，但由于具有中度镇静以及良好镇痛作用，也常常作为术前用药。术前1 h肌肉注射0.1～0.15 mg/kg吗啡能有效减少术中阿片类药物的用量，同时阿片类药物抑制呼吸道反射和咳嗽有利于内窥镜操作。然而，阿片类药物可能引起恶心呕吐，用于存在呼吸道梗阻风险的患者要谨慎。

（2）预防误吸的药物

有些患者（比如孕妇、创伤、肥胖、有胃反流病史患者）在进行清醒纤维支气管镜引导气管插管时可能会发生胃内容物的误吸,引起吸入性肺炎甚至窒息,因此术前应给予药物预防胃内容物的误吸。

1)H_2受体抑制剂:能选择性竞争H_2受体,抑制胃壁细胞分泌H^+,减少胃酸分泌,如雷尼替丁150 mg口服。

2)甲氧氯普胺:甲氧氯普胺是多巴胺受体拮抗剂,可刺激上消化道运动并增加食管下端括约肌的张力,加速消化道内液体和固体从胃内排空而抑制呕吐。通常选择联合使用H_2受体抑制剂和甲氧氯普胺效果较好。

3)止涎剂:清醒纤维支气管镜引导气管插管前给予止涎剂是非常重要的。干燥的口腔能保证局部麻醉药与黏膜接触,从而使局部麻醉药有效吸收并作用较长时间。如果术前未给予止涎剂,唾液会稀释局部麻醉药,减少与黏膜的接触并增加吞咽,影响局部麻醉效果。分泌物还会干扰纤维支气管镜操作,如稠密的分泌物可能堵塞纤维支气管镜的管腔,稀薄的分泌物也会引起呼吸道反射以及干扰操作视野。

阿托品、东莨菪碱和格隆溴铵等抗胆碱药物都是有效的止涎剂。最好避免使用阿托品,因为其止涎作用较弱且易导致心动过速。通常可以于术前1 h口服0.4 mg或肌注0.3 mg东莨菪碱。东莨菪碱止涎作用较强,同时具有一定镇静和遗忘作用。然而对60岁以上老年患者有可能引起意识模糊和定向力障碍,应谨慎使用。格隆溴铵是一种四铵化合物,不能通过血脑屏障,具有适度止涎作用而无镇静作用。一般可以通过肌肉或静脉注射0.2 mg,大约3 min后起效。笔者推荐60岁以下患者术前1 h肌注0.3 mg东莨菪碱,60岁以上患者术前1 h肌注0.2 mg格隆溴铵。如果由于种种原因而在病房内未给予这些药物,患者在进入麻醉诱导室后就应立即静脉注射0.2 mg格隆溴铵。

3. 清醒镇静及使用药物

由于大多数患者在纤维支气管镜引导气管插管时要接受镇静药物,因此"清醒"气管插管这一术语并不非常确切。镇静是为了缓解焦虑情绪,产生遗忘作用,忘记不良记忆并减少操作时疼痛与不适。清醒镇静(conscious sedation)是一种理想状态,在这种状态下患者能忍受操作带来的痛苦不适而又不抑制其心肺功能,同时又能使患者对口头指令和物理刺激作出合理的反应。理想的清醒镇静药物应具有如下特性:

(1)注射药物时无疼痛感觉。

(2)药物起效快。

(3)药物作用持续时间短。

(4)心肺功能抑制最小。

(5)具有明确的剂量-药效关系。

(6)单次或持续静脉注射都很方便。

（7）有特异性的拮抗药物。

常用的清醒镇静药物主要包括如下：

（1）苯二氮䓬类（benzodiazepines）

苯二氮䓬类是近年来发展迅速的一类药，主要作用于脑干网状结构和大脑边缘系统（包括杏仁核和海马等）。这类药具有很好的镇静、抗焦虑和顺行性遗忘作用，但没有镇痛作用。由于毒性小，临床用途多，已逐渐替代巴比妥类药，成为当前临床应用最广的镇静安定药。

1）地西泮（diazepam）：地西泮又名安定或苯甲二氮䓬，合成于1959年，具有抗焦虑、肌松、遗忘和抗惊厥作用。注射时会引起疼痛，静脉注射地西泮常伴有不易被人们接受的并发症——浅表静脉血栓形成，因此应选择较粗大静脉。人们对地西泮的反应具有明显的个体差异，药物起效时间较晚，其第二峰值效应使作用持续时间延长。因此，在静脉途径给药方面咪达唑仑已经广泛地取代了地西泮。

2）咪达唑仑（midazolam）：又名咪唑安定，合成于1979年，是当前临床应用的惟一水溶性苯二氮䓬类药，具有苯二氮䓬类共有的抗焦虑、催眠、抗惊厥、肌松和顺行性遗忘等作用。这种水溶性的苯二氮䓬药物静脉注射时不引起疼痛，并且药物起效快、持续时间短。老年人或有呼吸系统疾病的患者使用小剂量咪达唑仑也很少引起低血压和呼吸抑制，但是当大剂量时或者与阿片类药物合用时仍有可能发生。由于对药物反应具有个体差异，尤其是老年患者，过量使用会导致镇静过度和呼吸抑制。

咪达唑仑联合芬太尼间断单次静脉注射可以达到清醒状态。一般将咪达唑仑稀释成1 mg/ml（10 mg咪达唑仑用盐水稀释到10 ml），将芬太尼稀释成10 μg/ml（100 μg芬太尼用生理盐水稀释到10 ml）。然后单次静脉给予0.5～1 mg咪达唑仑和10～20 μg芬太尼，根据效果调整剂量。过量咪达唑仑会引起呼吸抑制和呼吸道梗阻。如患者镇静程度过深可应用苯二氮䓬类特异拮抗药氟马西尼逆转。一般首次剂量为10～20 μg/kg，可重复多次使用。

（2）阿片类药物（opioids）及其拮抗药

单独使用阿片类药物只有镇静而没有抗焦虑和遗忘作用。作为强效的镇痛药，阿片类药物还能抑制咳嗽反射。吗啡起效较慢而药物作用时间较长，因而不适于清醒纤维支气管镜引导气管插管时静脉给药。一般来说，那些脂溶性好、起效快、作用时间短的药物较受人们欢迎。阿片受体拮抗药对μ受体有很强的亲和力，对κ受体和δ受体也有一定的亲和力，可移除与这些受体结合的麻醉性镇痛药，产生拮抗作用。

1）芬太尼（fentanyl）：芬太尼是一种苯基哌啶衍生物，合成于1960年，是当前临床麻醉中最常用的麻醉性镇痛药。其镇痛效果是吗啡的100倍。由于芬太尼进入血液后再分布到脂肪和肌肉组织,因此起效快,作用时间短。和吗啡不同,芬太尼不会引起组胺释放,因而降低了低血压的发生。芬太尼的主要副作用是快速注射时会出现胸壁僵硬和呼吸抑制,特别是与咪达唑仑合用时更易发生。胸壁僵硬可用小剂量短效肌肉松弛药琥珀酰胆碱(0.2~0.3 mg/kg)来缓解,但必须同时进行呼吸支持并处理清醒状态下肌肉麻痹引发的恐惧感。呼吸抑制可用特异性阿片受体拮抗剂纳洛酮(1~5 μg/kg)来拮抗。一般将芬太尼稀释到10 μg/ml,每次给予1~2 ml。如果术前已经给予吗啡肌肉注射,则操作过程中一般不需再静脉注射芬太尼。

2）阿芬太尼(alfentanil):阿芬太尼是芬太尼的衍生物,合成于1976年。阿芬太尼的镇痛效果约为芬太尼的1/4,而起效较芬太尼稍快,作用持续时间为其1/3。阿芬太尼对呼吸也有抑制作用,其程度与等效剂量芬太尼相似,但持续时间较短。引起恶心、呕吐和胸壁僵硬等副作用也与芬太尼相似。一般将阿芬太尼稀释成100 μg/ml,每单次注射给予1~2 ml。

3）瑞芬太尼(remifentanil):瑞芬太尼是新一代的麻醉性镇痛药,具有明显的镇静和镇痛作用,与芬太尼等其他阿片类药物相比,在清醒气管插管镇静方面具有显著优势。其酯键结构特别容易被酯解而迅速代谢,消除半衰期仅为3~5 min。由于其独特的性能,被誉为21世纪的阿片类药。瑞芬太尼起效迅速且药效呈剂量依赖性,停药以后药效快速消除。如希望增加阿片作用则可以加快输注速度,若出现毒性反应如呼吸抑制,只要停止输注就能立即逆转。用作纤维支气管镜清醒插管镇静时一般剂量为0.05~0.175 μg/kg。

4）纳洛酮(naloxone):纳洛酮是μ受体的特异性拮抗剂。其在逆转阿片药物引起的呼吸抑制同时还拮抗阿片药物的镇痛作用。纳洛酮有时也会引起中枢神经兴奋。一般将纳洛酮稀释成40 μg/ml(400 μg纳洛酮用盐水稀释到10 ml),每次给予1~2 ml,根据效果调整输注速度。

(3) 丙泊酚(propofol)

丙泊酚又名异丙酚,是苯酚的衍生物,自1989年开始作为全身麻醉药应用于临床。丙泊酚有中央室再分布到周边室的特性,是一种新型的快速短效静脉麻醉药,苏醒迅速而完全,持续输注后无蓄积,为其他静脉麻醉药所无法比拟,因而是清醒纤维支气管镜引导气管插管镇静的理想药物。预先静脉注射小剂量利多卡因可以减轻丙泊酚静脉注射引起的疼痛。丙泊酚能抑制上呼吸道反射,特别适合用于气道内局部麻醉操作时镇静。丙泊酚的输注速度需要根据患者的年龄和身体状况而定,一般为0.5~2 mg/kg,通过输注泵操作管理简单。还有一种简单有效的方法是无论患者的年龄和体重,丙泊酚的输注速度控制在1~2 mg/min。丙泊酚靶控输注(TCI)在临床麻醉中使用很普遍。清醒纤维支气管镜引导气管插管镇静的丙泊酚靶浓度为0.8~1.2 μg/ml。通过TCI泵能使血浆丙泊酚浓度在保持镇静需要的水平同时又保证心肺功能稳定。丙泊酚没有遗忘作用,可以在输注丙泊酚前先给予小剂量咪达唑仑(0.5~1 mg)发挥其顺行性遗忘作用。大剂量丙泊酚输注会导致意识丧失,呼吸抑制和低血压,尤其是老年患者,目前尚无特异性拮抗剂。

(4) 氟哌利多(droperidol)

氟哌利多属于丁酰苯类衍生物,其作用与氟哌啶醇基本相似。与后者相比,其效力更强,起效更快,作用持续时间较短。单独或与芬太尼和咪达唑仑联合应用可产生神经安定麻醉状态。氟哌利多同时还是止吐药,小剂量时就有止吐作用。一般将氟哌利多稀释成250 μg/ml(2.5 mg氟哌利多用盐水稀释到10 ml)或者将100 μg芬太尼和2.5 mg氟哌利多混合稀释到10 ml,每次给予1~2 ml,根据效果调整速度。常见不良反应为呼吸抑制,椎体外系症状和意识混乱等。

(5) 氯胺酮(ketamine)

氯胺酮为苯环己哌啶衍生物,合成于1962年。不同于其他静脉麻醉药,具有明显的镇痛作用,是惟一具有镇静、镇痛和麻醉作用的静脉麻醉药。小剂量氯胺酮(0.5~1 mg/kg)具有镇静催眠作用,可用于清醒纤维支气管镜引导气管插管的镇静。尽管呼吸道梗阻和呼吸抑制的发生率很低,但氯胺酮会引起幻觉和唾液分泌增多。麻醉后精神症状成人多于儿童,女性多于男性。分泌物增多小儿尤为明显,不利于保持呼吸道通畅,术前需要给予抗胆碱药如东莨菪碱。临床上氯胺酮多用于小儿。

4. 监测

需要经常监测患者的清醒水平,以保持理想的镇静深度。在理想的清醒镇静状态下,患者能对口头指令和适度刺激作出合理反应的同时又能保持安静和放松。过度镇静将会引起呼吸道梗阻和心肺功能抑制,从而导致缺氧,这可能是患者烦躁的原因。另一方面,镇静不足或局部麻醉效果不完善引起不适,患者也会烦躁。因此,有必要经常监测镇静深度以明确患者不适和烦躁的原因,以便于采取相应措施处理。

标准监测包括持续心电图、间断无创血压、脉搏氧饱和度和CO_2浓度监测(图8-5)。持续心电图可显示清醒纤维支气管镜引导气管插管操作中患者的心脏活动情况,有助于诊断和治疗心率及心律改变和心肌缺血。通常选用 II 导联和V_5导联监测心肌缺血和心律失常。清醒纤维支气管镜引导气管插管期间常利用振荡技术行无创血压监测,可每隔1、2.5或5 min自动测量血压一次。清醒插管期间持续监测脉搏氧饱和度极为重要, 可帮助麻醉医师早期发现低氧血症。CO_2浓度监测可了解患者吸入气和呼出气中CO_2水平。气管插管完成后,如果监护仪上出现三个连续的呼气末CO_2波形,证明气管导管已成功插入气管内。如未出现满意的呼气末CO_2波形提示气管导管可能进入食管内。除此之外,根据患者具体情况还可进行其他项目的监测。

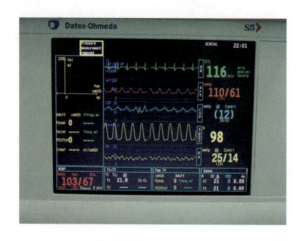

图8-5 常规监测项目

5. 给氧

在实施清醒镇静的整个过程中,包括表面麻醉和气管插管时均应供氧。仔细监测镇静深度,调整镇静药输注速度有时可以避免缺氧,但是额外供氧可以提高患者的氧储备仍是必不可少的。在纤维支气管镜操作期间,患者可出现低氧血症,并可诱发心律失常。研究表明,供氧可延缓因局部麻醉药毒性反应所致的心跳骤停。鉴于供氧可提高患者的安全性,因而将其视为常规。如果是经口纤维支气管镜引导气管插管最好经鼻导管吸氧。如果是经鼻纤维支气管镜引导气管插管,在鼻腔表面麻醉时用普通面罩供氧;当鼻腔表面麻醉完成后,将吸引通道连接氧气插入一侧鼻腔供氧。也有很多纤维支气管镜诊疗医师选择经纤维支气管镜工作管道供氧。该方法不仅满足供氧需要而且还能清除纤维支气管镜镜头上的分泌物和气雾。值得注意的是,有报道称该方法会导致胃膨胀甚至胃破裂。

6. 上呼吸道局部麻醉

或许在整个清醒纤维支气管镜引导气管插管的准备工作中最重要的就是上呼吸道局部麻醉。为使咽喉反射得到充分抑制,必须采取多种方法来施行鼻、咽、喉和气管内局部麻醉,以抑制上呼吸道感觉神经的功能。局部麻醉操作过程要小心谨慎,这样才能获得理想的麻醉效果。只有在保证患者舒适的前提下麻醉医师才能从容地通过纤维支气管镜引导气管插管,保证较高插管成功率。Groeben等研究报道认为,对气道反应性增高的患者(如哮喘患者)预先给予雾化吸入沙丁胺醇(硫酸舒喘灵)复合利多卡因可以明显提高患者的呼吸功能(FEV1显著增加),并可同时减轻对气管插管的反应。Larijani等报道清醒纤维支气管镜引导气管插管时使用恩纳乳膏(EMLA)经口腔施行局部麻醉上呼吸道，观察结果认为恩纳乳膏可以提供安全舒适的局部麻醉效果，是一个安全有效的选择。

7. 气管插管失败后的备份方案

在处理困难气道患者前必须制定好相应的备份方案(方案B或C)，这一点非常重要，这样就能最大限度地避免初始方案失败后可能产生的并发症，以保证患者的安全。一般来说，清醒纤维支气管镜引导气管插管技术很成熟也很安全，成功率很高，但有时也会遇到困难甚至失败。备份方案的选择要根据具体情况个别对待。

常见的备份方案包括以下几点：

(1) 取消操作，换其他更有经验人员施行清醒纤维支气管镜引导气管插管。

(2) 局部麻醉下行气管切开。

(3) 如果经面罩通气满意，则不插管经面罩通气。

(4) 全身麻醉下行气管插管或者气管切开建立外科气道。

(5) 全身麻醉诱导前经气管喷射通气。

(朱也森)

参考文献

1. Popat M, ed. Practical fibreoptic intubation. 1st edn. Oxford: Butterworth Heinemann, 2001;96~107

2. Ovassapian A, Yelich SJ, Dykes HM, et al. Blood pressure and heart rate changes during awake fibreoptic nasotracheal intubation. Anesth Analg, 1983; 62: 951~954

3. Hawkyard J, Morrison A, Doyle LA, et al. Attenuating the hypertensive response to laryngescopy and endotracheal intubation using awake fibreoptic intubation. Acta Anaesthesiol Scand, 1992; 36: 1~4

4. Meschina A, Devitt JH, koch JP, et al. The safety of awake tracheal intubation in cervical spine injury. Can J Anaesth, 1992; 39: 114~117

5. Ovassapian A, Yelich SJ, Dykes MHM, et al. Learning fibreoptic intubation: use of simulators vs traditional teaching. Br J Anaesth, 1988; 61: 217~220

6. Mason RA. Learning fibreoptic intubation: fundamental problems. Anaesthesia, 1992; 47: 729~731

7. Watanabe H, Lindgren L, Rosenberg P, et al. Glycopyrronium prolongs topical

anaesthesia of the oral mucosa and enhances absorption of lingocaine. Br J Anaesth, 1993; 70: 94~95

8. Reusche MD, Talmage DE. Remifentanil for conscious sedation and analgesia during awake fibreoptic tracheal intubation: a case report with pharmacokinetic simulations, J Clin Anesth, 1999; 11: 64~68

9. Kakodkar P, Lua S, Sear J, et al. Target controlled propofol for awake fibreoptic intubation. Difficult Airway Society Abstracts. Edinburgh, 1999

10. Hersley MD, Alexandar A, Hannenberg MD. Gastric distension and rupture from oxygen insufflation during fibreoptic intubation. Anesthesiology, 1996; 85: 1479~1480

11. Donaldson AB, Meyer-Witting M, Roux A. Awake fibreoptic intubation under remifentanil and propofol target-controlled infusion. Anaesth Intensive Care, 2002; 30: 93~95

12. Kundra P, Kutralam S, Ravishankar M. Local anaesthesia for awake fibreoptic nasotracheal intubation. Acta Anaesthesiol Scand, 2000; 44: 511~516

13. McGuire G, el-Beheiry H. Complete upper airway obstruction during awake fibreoptic intubation in patients with unstable cervical spine fractures. Can J Anaesth, 1999; 46: 176~178

14. Machata AM, Gonano C, Holzer A, et al. Awake nasotracheal fibreoptic intubation: patient comfort, intubating conditions, and hemodynamic stability during conscious sedation with remifentanil. Anesth Analg, 2003; 97: 904~908

15. Groeben H, Schlicht M, Stieglitz S, et al. Both local anesthetics and salbutamol pretreatment affect reflex bronchoconstriction in volunteers with asthma undergoing awake fibreoptic intubation. Anesthesiology, 2002; 97: 1445~1450

16. Larijani GE, Cypel D, Gratz I, et al. The efficacy and safety of EMLA cream for awake fibreoptic endotracheal intubation. Anesth Analg, 2000; 91: 1024~1026

第九章

清醒纤维支气管镜引导
气管插管的局部麻醉

为了能有效地完成上呼吸道局部麻醉,首先必须了解局麻药的药理作用及其应用方法。一旦适度的镇静和精确的纤维支气管镜技术联合应用,纤维支气管镜引导气管插管就能得到最高的成功率,也能向患者提供最大的舒适感。

第一节 上呼吸道局部麻醉的常用药物

1. 局部麻醉药

局部麻醉由于阻滞了钠离子内流从而阻止了神经膜去极化。目前认为局麻药对细胞膜钠通道的阻滞,使钠通道失活,可能是通过三方面的机理来实现的:① 局麻药减少活化的通道分数,即增加"失活"通道的分数;② 局麻药可能部分或完全抑制构形的进程(comformational steps),直接干扰通道活化,即抑制通道从静息转化为开放;③ 局麻药可能减少通过各开放通道的离子流。

局麻药只有配成水溶性的酸性盐才能有效。当局部注射或应用局麻药,它可被组织缓冲并随后释放自由基团,自由基团属脂溶性,能够穿透神经组织产生麻醉作用。当组织的pH值及缓冲容量低下时(例如感染),自由基团的释放被减缓,局部麻醉的效应也减慢。由于黏膜的缓冲容量较低,局麻药的表面麻醉没有局部注射更有效,因此表面麻醉要求使用更高浓度的局麻药。在呼吸道中,气管支气管对局麻药的吸收较咽喉部快。局麻药中加入血管收缩药不仅可延缓局麻药的吸收,同时也延长了其作用时间。局麻药对全身的影响与其血浆浓度有关,但同时也依赖于多种因素,如用药的总量、吸收率、分布及代谢等。在肝病患者中局麻药的代谢减慢。

（1）可卡因

可卡因是从一种古柯属古柯的叶子中获得的天然生物碱。它是惟一具有血管收缩特性的局麻药，该特性与其直接影响肾上腺素能神经末梢对循环中儿茶酚胺的重摄取、延迟血液儿茶酚胺水平的增加有关。可卡因是一种脂类局麻药，易被呼吸道黏膜吸收，被假性胆碱酯酶缓慢代谢。通常只有5%和10%可卡因两种溶液，5%溶液约在3～5 min内起效，60 min内达到最大血浆浓度，代谢需5～6 h。10%溶液起效更快但有产生毒性反应的可能，因而临床较少使用。其全身毒性反应包括高血压、心动过速、心律失常等，体温可能升高。它对大脑皮质具有强烈的刺激作用，产生兴奋、欣快感，增加神经的机敏性。可卡因2 mg/kg应用可导致冠状动脉收缩，伴随着冠脉血流的减少而使心肌氧需增加。在高血压、冠状动脉疾病、先兆子癫和假性胆碱酯酶缺失等患者应谨慎使用该药。可卡因在鼻腔局部麻醉使用的最大推荐剂量是1.5 mg/kg或正常成人100 mg。

（2）利多卡因

利多卡因是一酰胺类局麻药，在呼吸道麻醉中最为常用。它具有血管舒张功能，略有苦味。各种利多卡因制剂均有效，如1%、2%和4%的水溶液，2%凝胶，5%软膏，10%喷雾剂等。4%利多卡因常用于上呼吸道的局部麻醉，作用可持续15～20 min。2%利多卡因效能较差一些，但也可有效地应用于小儿下呼吸道麻醉。

利多卡因的吸收率依赖于呼吸道的表面积、表面麻醉的方法、患者是否自主呼吸、有无麻醉和通气。由于上呼吸道(口咽，鼻咽，喉部) 的表面积较小，因此对利多卡因的吸收比下呼吸道(支气管，肺泡)慢。喷到口咽的部分利多卡因在吸收过程中被消除或被吞咽，吞咽的利多卡因约70%被肝首过效应而消除，因此在上呼吸道应用利多卡因，其血浆浓度比在下呼吸道应用时低。血浆中的利多卡因被肝微粒系统代谢，因此肝疾病和心输出量低下的患者使用利多卡因的剂量应减少。在清醒患者，当利多卡因的血浆浓度达到5 μg/ml时会出现毒性症状。利多卡因用于呼吸道表面麻醉的最大推荐剂量为3 mg/kg。但是在临床实践中，更高的利多卡因剂量，如高达到9.3 mg/kg并未出现毒性症状，检测的血浆浓度也低于毒性水平。

2. 血管收缩药

鼻黏膜富含血管，极易出血。出血不仅干扰纤维支气管镜的视野，且使插管变得尤为困难，因此在鼻黏膜的表面麻醉时混合血管收缩药十分必要。可卡因具有血管收缩和局部麻醉的作用，但一些麻醉医师因害怕其毒性作用而临床常规避免使用，临床某些情况(见上)确属可卡因的使用禁忌。因此，其他血管收缩药常和利多卡因合用以产生局部麻醉和血管收缩作用。

（1）0.1%丁苄唑啉

丁苄唑啉是一种拟交感神经药,常用于喷撒或滴注而减轻鼻的充血。它产生的鼻黏膜血管收缩效应与可卡因相似。用于鼻腔的表面麻醉,可使用5～10滴(0.5 ml)的丁苄唑啉混合4 ml 4%利多卡因或2%利多卡因凝胶,可产生满意的麻醉和血管收缩效应。

（2）去氧肾上腺素

去氧肾上腺素是一种α受体激动剂,具有强大的血管收缩功能。为达到鼻腔表面麻醉和血管收缩效应,可采用4%利多卡因4 ml和1%去氧肾上腺素1 ml的混合液,混合液的最终浓度为3%利多卡因和0.25%去氧肾上腺素。

第二节　气道局部麻醉的方法

主要有三种方法用于气道神经末梢的局部麻醉,包括局部表面麻醉、利多卡因气雾剂吸入和神经阻滞。

1. 局部表面麻醉

直接将局麻药应用到呼吸道黏膜表面是一简单、有效的方法。该法最为常用且患者也能很好地耐受。用于呼吸道黏膜的局部表面麻醉有以下几种方法:

（1）直接应用(用注射器或喷雾器)

在黏膜表面麻醉时可采用注射或喷雾局麻药这种方法来处理。如在口、鼻部应用利多卡因凝胶或者10%利多卡因喷到舌后和口咽部(图9-1a)。另一种方法是用导管连接氧气管道,当氧气输送流量达2 L/min时,通过一注射器喷洒局麻药。该法可产生喷射效应使得局麻药能喷达口腔和鼻腔里(图9-1b)。

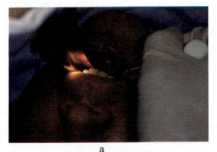
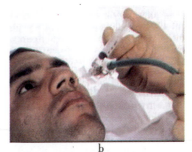

图9-1　a 直接在口腔注射利多卡因凝胶;b 用一20G导管连接氧气管道(绿色)直接注射局麻药。当氧气流量为2 L/min时,经注射器局麻药注入,随氧气送入喷达嘴和鼻腔

（摘自:Popat M, ed. Practical fibreoptic intubation. 1st edn. Oxford: Butterworth Heinemann, 2001; 108~126)

（2）纱布条的应用

在鼻腔里应用可卡因(或利多卡因和血管收缩药的混合液)该技术很有用。使用特制的耳鼻喉科Tilley钳将纱布条放到鼻腔(图9-2)，以垂直面部的轴线作为鼻腔的中轴线，局麻药被敷在沿着鼻梁的内鼻甲下方的空隙里。使用Tilley钳的角度直接将纱布条放在该区域以减少损伤及避免出血，但常使患者感到不适。也可根据这种技术测量鼻孔的尺寸。该技术的另一优点是移走纱布条后，可卡因的吸收效应仍存在，但黏膜的吸收总量减少。标准纱布条使用30 cm×1 cm、在2 ml 5%可卡因中浸湿的条状纱布。

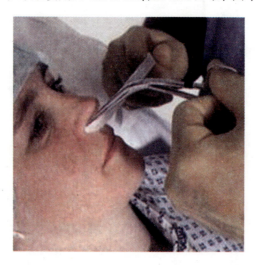

图9-2　使用特制的耳鼻喉科Tilley钳将纱布条放到鼻腔

（摘自：Popat M, ed. Practical fibreoptic intubation. 1st edn. Oxford: Butterworth Heine-mann, 2001；108～126）

（3）棉签

棉签可替代上述的纱布条应用。

（4）边进纤维支气管镜边喷洒(SAYGO)

纤维支气管镜的工作管道上可滴注局麻药而麻醉呼吸道黏膜，这项技术必须十分细心以防局麻药的消耗和麻醉不充分。纤维支气管镜引导气管插管的工作管道(Olympus LF-2)全长600 mm，直径1.5 mm。如果用一个小注射器直接连接到工作管道的端口并注射，很可能导致局麻药停留在管道中而未喷洒到黏膜上。两种改进的技术可有效地避免这一难题。一种是用10 ml注射器抽取4%利多卡因1.5～2.0 ml，然后把注射器的塞子拔开使注射器里的利多卡因和空气混合。此时推压塞子产生一较大的压力，可使得利多卡因从工作导管的远端喷射出来。另外一种是将一根16 G的硬膜外导管(选用的导管远端最好有较多的孔道)置入工作管道内。相比较注射器连接的纤维支气管镜工作导管端口，硬膜外导管的Luer-lok接头能把导管连接得更紧，这样就避免了局麻药的渗漏(图9-3)。此外,硬膜外导管比纤维支气管镜工作管道更为细小,当利多卡因经硬膜外导管注射时会产生一巨大的压力有利于药物喷洒。

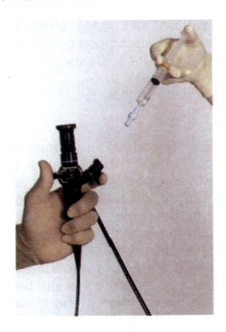

图9-3　通过置入工作管道内的硬膜外导管注射局麻药

(摘自:Popat M, ed. Practical fibreoptic intubation. 1st edn. Oxford: Butterworth Heine-mann, 2001. 108~126)

对于操作者本人来说,使用边进纤维支气管镜边喷洒局麻药(SAYGO)技术的同时要保持纤维支气管镜的位置常十分困难,因此需要一个经过训练的助手协助十分必要。对于新手来说,这项技术常常会使他们感到沮丧,因为每次喷洒引起的咳嗽常妨碍纤维支气管镜的视野。因此,必须要有足够的耐心,通过吸除部分局麻药,并让患者深呼吸可使视野重现。

2. 吸入利多卡因喷雾剂

可以使用雾化器喷洒利多卡因对呼吸道进行局部麻醉。直径大于100 μm的利多卡因微粒集中在口腔黏膜, 60~100 μm的微粒集中在气管和主支气管,30~60 μm的微粒集中在较大的支气管。使用雾化器时,4~6 ml 4%利多卡因需要在氧流量达8 L/min时随氧吸入。该技术易于掌握、安全、无创,更适合患者。应用该技术可最大程度地减少患者呛咳或使无呛咳,因此它可用于颅内压增高、眼球开放性损伤和不稳定性颈椎损伤的患者。大多数麻醉医师认为该麻醉技术并不完善,需要另加SAYGO技术。但这样很耗时,完成大致需要20~30 min。另有报道使用3 ml 4%利多卡因和1 ml 1%去氧肾上腺素的混合液,仅仅需要5 min即可达到良好的麻醉状态。

3. 神经阻滞

支配上呼吸道的神经来自颅神经的第Ⅴ、Ⅶ、Ⅸ、Ⅹ对神经的分支。部分这些神经适合做神经阻滞。对于第一次行清醒纤维支气管镜引导气管插管的麻醉医师来说,学会上呼吸道的神经阻滞是麻醉工作的基本。但这也不一定,若他学会了细致的表面麻醉,简单易行,对于患者也能达到同样的效果。此外,部分患者颈部和上呼吸道存在解剖学变异,进行神经阻滞常十分困难或难以可行。两种有效的神经阻滞方法——舌咽和喉上神经阻滞详见下章节介绍。

第三节　上呼吸道局部麻醉技术

以下是关于不同上呼吸道局部麻醉技术方法的系统阐述,主要用于完成清醒经口/经鼻纤维支气管镜引导气管插管的上呼吸道(图9-4,鼻腔,口咽,喉)局部麻醉。

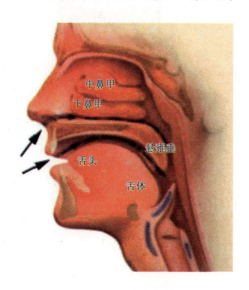

图9-4　上呼吸道侧面观

1. 鼻腔(图9-5)

(1) 解剖和神经支配

鼻腔被一组来自不同器官的神经所支配。最主要的神经支配来自鼻神经节,它是经第Ⅴ对颅神经分出的三叉神经节的分支。虽然其他神经也有参与,但在鼻甲和后2/3的鼻中隔中,腭神经提供了较重要的感觉神经支配;前筛骨神经-三叉神经的分支,提供了鼻腔前1/3的神经支配。

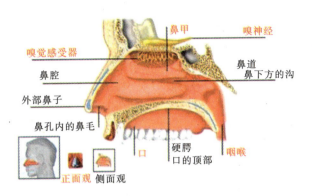

图9-5 鼻解剖图

（2）表面麻醉方法

表面麻醉是一种选择方法。它简单、非常有效，患者易于耐受，但也需要加入血管收缩药。表面麻醉技术的具体操作方法如下：

1）患者坐在麻醉医师的对面；

2）用耳鼻喉Tilley钳把浸有2 ml 5%可卡因的1 cm宽的长纱布条放入前鼻甲的下方空隙中；

3）把纱布条放在鼻腔持续5 min；

4）替代方法：使用棉签，或用注射器鼻腔注射。

如果可卡因属禁忌或不愿使用，可用4 ml 4%利多卡因溶液或2%利多卡因凝胶加1 ml 1%去氧肾上腺素或0.5 ml丁苄唑啉用于血管收缩。

2. 舌和口咽

（1）解剖和神经支配

舌部的前2/3由三叉神经支配，后1/3和口咽部由面神经(Ⅶ)、舌咽神经(Ⅸ)和迷走神经(Ⅹ)的神经丛所支配。舌咽神经的舌支支配会厌谷、会厌前表面、咽喉后壁、侧壁及扁桃体弓的感觉。

（2）表面麻醉方法

这种方法通常十分合适，简单易行，患者易于耐受。具体操作方法如下：

1）患者坐在麻醉医师的对面；

2）用4~6 ml 2%利多卡因凝胶(Instillagel)在患者舌后敷用或让患者用它漱口；

3）让患者吐出多余的利多卡因或咽下；

4）用吸引器管的头端放在口咽部检查吞咽反射抑制情况；

5）若有必要,可再用更多的利多卡因凝胶;

6）对于利多卡因凝胶和溶液,患者更愿接受凝胶,因它更易漱口;

7）10%利多卡因按剂量喷洒可替代凝胶。

（3）舌咽神经阻滞

吞咽反射起源于舌后部1/3的深部压力感受器的刺激。该压力感受器不易通过局麻药的黏膜弥散而阻滞。若想完全消除吞咽反射,舌咽神经阻滞十分有效。前路(注射到腭舌皱襞)或后路(注射到腭咽皱襞)都能阻滞舌咽神经(舌支),双侧注射可阻滞感觉纤维(咽,舌,扁桃体)和茎突咽肌的主支传导。

前路法舌咽神经阻滞具体操作步骤:

1）患者坐直,麻醉医师面对或站在患者对面;

2）让患者尽可能张大嘴巴,用压舌板或戴手套手指拉住舌头中部;

3）咽舌弓呈U型或J型的组织,从上颚的基底部开始注射,沿腭的外侧壁直到舌的外侧缘(图9-6);

4）用25 G腰麻穿刺针,从口底部关节至舌的侧缘0.5 cm点注射2 ml 2%利多卡因;

5）做回吸试验,若有空气,说明针太深,应退出一些;若回抽有血,应拔出针,再调整;

6）另一侧同法注射。

舌咽神经阻滞的并发症:前路法中尚无并发症的报道,但有可能意外注射到气道和血管。血肿、脓肿和气道梗阻是神经阻滞的潜在危险。后路法中,误入血管后的头痛,癫痫发作和言语差异均有报道。

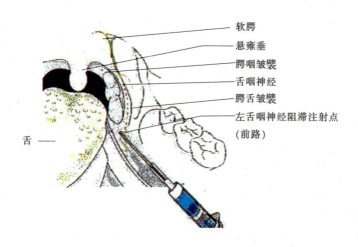

软腭
悬雍垂
腭咽皱襞
舌咽神经
腭舌皱襞
左舌咽神经阻滞注射点
(前路)
舌

图9-6　前路法舌咽神经阻滞示意图

3. 喉-声门上区（纤维支气管镜入口）

（1）解剖和神经支配（图9-7）

喉上神经是起源于下神经节的迷走神经的一分支。它在颈咽喉部的颈内动脉深部下行并分成喉外部神经和喉内部神经。喉外部神经支配环甲肌，但无感觉神经分布。喉内部神经下行到甲状软骨膜，进入会厌和咽喉黏膜的后面，分成终末支，支配舌根部、会厌、会厌谷、杓状软骨和黏膜的感觉，往下到声带但不支配声带。

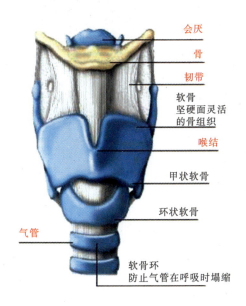

会厌
骨
韧带
软骨
坚硬面灵活
的骨组织
喉结
甲状软骨
环状软骨
气管
软骨环
防止气管在呼吸时塌缩

图9-7　喉-声门上区解剖图

（2）局部麻醉方法

1）表面麻醉：当进行鼻和口咽的表面麻醉时，患者应坐直。由于重力作用，部分凝胶会滴入喉部的声门上区，通常表现为轻微咳嗽。该麻醉方法常不完善。

2）边进纤维支气管镜边喷洒（SAYGO）：该方法已如前描述过，当看到会厌时就应开始喷洒药液。在纤维支气管镜顶端进入声门前，通常应在会厌上和会厌下喷4%利多卡因1.5～2 ml 2～3次。声带不会完全停止移动。

3）喉上神经阻滞（SLNB）：喉上神经阻滞方法较多，常用三种外部路径和一种内部路径（使用Krause's针）。如下所述的一种外部路径是通过甲状舌骨肌联合喉黏膜侧面注射技术（图9-8），具体操作步骤如下：① 患者坐直，与麻醉医师面对面（在阻滞的同侧）；② 在下颌角下和颈动脉前识别舌骨上角。可用拇指和示指在颈部两侧圆形结构中去触摸；③ 识别甲状软骨上角，通常认为是触摸甲状切迹和寻找甲状软骨的上缘。

当在两边的舌骨上角下触摸到小的圆形结构就是上角;④ 用一4 cm长的25 G针头,沿着甲状软骨的上角,在上方和前方瞄准此下1/3的黏膜;⑤ 当穿过黏膜,感觉到弹性,做一抽吸试验;⑥ 若有空气抽出,说明针太深,需往回拔;⑦ 若回抽是血,移动针,重新定位;⑧ 注射2 ml加1:200 000肾上腺素的2%利多卡因;⑨ 在对侧进行相同的阻滞。

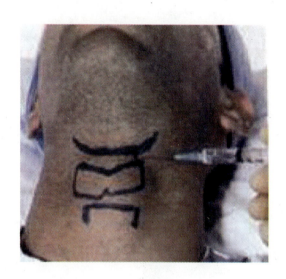

图9-8　通过甲状舌骨肌联合喉黏膜侧面注射喉上神经阻滞技术

（摘自：Popat M, ed. Practical fibreoptic intubation. 1st edn. Oxford: Butterworth Heinemann, 2001；108～126）

喉上神经阻滞的并发症：意外地注射到甲状软骨可导致声带麻痹,引起呼吸道梗阻。误入血管导致低血压、心动过缓、癫痫发作。咽部损伤和血肿也是潜在的危险。

喉上神经阻滞的禁忌证：由于疾病、局部感染或局部肿瘤的生长而导致的解剖变异。在凝血功能阻碍或误吸患者也是危险的。

4. 喉-声门下区(声带和气管)

(1) 解剖和神经支配

声带和气管的感觉神经是由迷走神经分支—喉返神经所支配。喉返神经沿气管食道沟上升,发出感觉纤维支配整个气管、主支气管,上达声带及喉的主要内在肌群(环甲肌除外)。由于感觉和运动纤维混合在一起,因此喉返神经阻滞难以实施,因为此举会导致双侧声带麻痹和呼吸道梗阻。

(2) 局部麻醉技术

1) 边进纤维支气管镜边喷洒(SAYGO)：喷洒药物于声带,让药液起效使患者安静下来。当纤维支气管镜顶端进入气管时喷洒1～2次局麻药使之浸润至隆突,减少因匆忙插管导致剧烈呛咳。

2）喉部麻醉(环甲膜穿刺)：① 患者仰卧位,颈部伸展,麻醉医师站在患者一边；② 识别甲状软骨下缘:在甲状软骨下,介于环状软骨之间的区域就是环甲膜；③ 用局麻药在皮下注射一小皮丘；④ 用拇指和中指紧卡住甲状软骨来固定气管,使之不易活动；⑤ 去掉20 G静脉套管针帽,接上一装有2 ml 4%利多卡因的5 ml注射器；⑥ 与此同时,在环甲膜部位把套管针顶端对着尾部插管,边进边回抽,直至有落空,有空气回抽出来；⑦ 沿着针芯向前推送套管,然后去掉注射器,拔掉针芯；⑧ 再把注射器接在套管上,再回抽证实套管在气道里；⑨ 在正常的呼气末注射局麻药。这样能确保气道麻醉在隆突以上与声带以下的区域；此期间患者会发生呛咳。

注意事项、并发症和禁忌证:这项应用套管的局麻技术可安全实施。有报道在17 500例阻滞中,仅有的并发症是发生两例折针事件、2例严重的喉痉挛和4例误入软组织。最近有皮下气肿的报道。对纤维支气管镜检查的研究提示喉部麻醉在内窥镜检查中应用可使呛咳发生最少,但在实施的过程中呛咳时常发生。

颅内高压、眼压增高、颈椎损伤和有误吸危险的患者是此种阻滞的相对禁忌证。有出血倾向的患者不应实施这种阻滞。

（林 函 李 军）

参考文献

1. Popat M, ed. Practical fibreoptic intubation. 1st edn. Oxford: Butterworth Heinemann, 2001；108～126

2. Lange RA, Cigarroa RG, Yancy Jr CW, et al. Cocaine induced coronary vasoconstriction, N Engl J Med, 1989；321: 1557～1562

3. Chiu CY, Brecht K, Dasgupta DS, et al. Myocardial infarction with topical cocaine anaesthesia for nasal surgery. Archives of Otolaryngology-head and Neck Surgery, 1986；112: 988～990

4. Foldes FF, Milloy R, McNall PG, et al. Comparison of toxicity of intravascularly given local anaesthetic agtents in man. JAMA, 1969；72: 1493～1498

5. Koerner IP, Brambrink AM. Fibreoptic techniques. Best Pract Res Clin Anaesthesiol, 2005；19: 611～621

6. Woodall NM, Harwood RJ, Barker GL. Lidocaine toxicity in volunteer subjects undergoing awake fibreoptic intubation. Anesth Analg, 2005；101: 607

7. Tsui BC, Cunningham K. Fiberoptic endotracheal intubation after topicalization with in-circuit nebulized lidocaine in a child with a difficult airway. Anesth Analg, 2004; 98: 1286~1288

8. Wright RG, Cochrane T. A comparison of the effects of two commonly used vasoconstrictors on nasal blood flow and nasal airflow. Acta Otolar-yngologica, 1990; 109: 137~141

9. Johnson PE, Belafsky PC, Postma GN. Topical nasal anesthesia for transnasal fibreoptic laryngoscopy: a prospective, double-blind, cross-over study. Otolaryngol Head Neck Surg, 2003; 128: 452~454

10. Mackenzie I. A new method of drug application to the nasal passage. Anaesthesia, 1998; 53: 309~310

11. Groeben H, Schlicht M, Stieglitz S, et al. Both local anesthetics and salbutamol pretreatment affect reflex bronchoconstriction in volunteers with asthma undergoing awake fibreoptic intubation. Anesthesiology, 2002; 97: 1445~1450

12. Simmons ST, Schleich AR. Airway regional anesthesia for awake fibreoptic intubation. Reg Anesth Pain Med, 2002; 27: 180~192

13. Benumof JL. Management of the difficult airway. Anesthesiology, 1991; 75: 1087~1110

14. Mainland PA, Kong AS, Chung DC, et al. Absorption of lidocaine during aspiration anesthesia of the airway. J Clin Anesth, 2001; 13: 440~446

15. Fulling PD, Roberts JT. Fibreoptic intubation. Int Anesthesiol Clin, 2000; 38: 189~217

16. Wong TW, McGuire GP. Subcutaneous emphysema following trans-cricohyroid membrane injection of local anaesthetic. Can J Anesth, 2000; 47: 165~168

17. Graham DR, Hay JG, Clague J, et al. Comparison of three different methods used to achieve local anesthesia for fibreoptic bronchoscopy. Chest, 1992; 102: 704~707

18. Sanderson DR. Lignocaine for topical anesthesia in fibreoptic bronchoscopy. Respiration, 2000; 67: 9~10

19. Loukides S, Katsoulis K, Tsarpalis K, et al. Serum concentrations of lignocaine before, during and after fibreoptic bronchoscopy. Respiration, 2000; 67: 13~17

20. Behringer EC. Approaches to managing the upper airway. Anesthesiol Clin North America, 2002; 20: 813~832

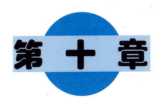

清醒纤维支气管镜引导
气管插管实用技术

纤维支气管镜引导气管插管是一项操作性很强的新技术,患者清醒状态下进行纤维支气管镜引导气管插管更是需要各种不同技术的联合应用。在临床实际工作中,麻醉医生不但要熟练掌握各种方法的操作技能,又要能根据实际情况合理地选择运用。有关清醒纤维支气管镜引导气管插管的操作前准备和局部麻醉的基本原则在前面章节已有所介绍,本章把清醒纤维支气管镜引导气管插管的实施步骤具体分为方案制定、准备和实施三个阶段介绍如下。

第一节 清醒纤维支气管镜引导气管插管前的方案制定

麻醉医生通过详细体检和评估选择清醒纤维支气管镜引导气管插管这项技术,在实施前应先对以下问题作出决定,也即清醒纤维支气管镜引导气管插管前的方案制定,具体包括如下:

1. 术前用药的选择

止涎剂在清醒纤维支气管镜引导气管插管前通常必须给予。术前1 h在病房肌注东莨菪碱0.3 mg或格隆溴铵0.2 mg。在无禁忌指征时也可肌注吗啡。对于饱胃患者(如创伤患者)或存在困难气道的肥胖患者应给予药物以预防误吸,如枸橼酸制剂,甲氧氯普胺,H_2受体阻滞剂等。

2. 镇静剂的应用

在纤维支气管镜的实际操作过程中,保持意识清醒的镇静对大多数患者是有益的。患者舒适、配合、术后不良记忆缺失、又能提高成功率。但用药后必须密切关注患者,防止呼吸抑制、气道梗阻或误吸危险的发生。

3. 患者和操作者的位置

最佳的位置是既能使患者感到舒适而操作者也是最熟悉的位置。在对鼻腔和口腔进行局部麻醉以及进行纤维支气管镜操作时,患者可仰卧位或坐位,仰卧位时颈部不必弯曲,嗅物位可能并不利于纤维支气管镜的操作。必要时患者可采用坐位或半坐位,这样可以相对减少患者的恐惧心理。患者有误吸可能或气道梗阻危险存在时可选择侧卧位或坐起。麻醉医生可站立在患者的头部后方,同直接喉镜暴露插管时的位置一样。也可以站立在患者侧方,医生与患者的眼神交流会使其不至过分恐惧,同时又兼顾对监护仪的观察。

4. 局部麻醉技术

神经阻滞应用的机会很少,所以如果没有掌握这项技术也不必担心。经喉注射麻醉药和经纤维支气管镜逐步深入喷洒麻醉药(spray as you go,SAYGO)施行局部麻醉这两项技术是值得学习的。经喉注射麻醉药施行局部麻醉对于初学者来讲是一项有用的技术,可以在置入纤维支气管镜时减少患者的呛咳。SAYGO技术操作时可能会引起患者更多的咳嗽反应或影响视野,但仍适用于大部分患者,甚至包括那些气道解剖异常和有误吸风险的患者。目前一般认为,饱胃患者在气道表面麻醉后进行清醒气管插管时通常不会发生误吸。

5. 气管插管的路径

经鼻纤维支气管镜引导气管插管,可使其前端保持一个较适宜的角度通过咽喉入口;表面麻醉相对容易,并不要求完全抑制呃逆反射,也不必担心患者有可能咬到纤维支气管镜的危险;通常患者能比较好地耐受经鼻气管插管,在拔管时这一点也是有利的,当然在操作时会有少量出血或不适。因此,如果没有禁忌指征,麻醉医生通常会选择经鼻腔路径。当鼻部存在有病变如骨折,出血,脑脊液漏或鼻部手术时,经鼻腔气管插管属于禁忌。另外,由于孕妇的鼻腔黏膜充血,所以也应避免从鼻腔径路气管插管。

6. 气管导管的选择

当纤维支气管镜的直径(4 mm)与气管导管的内径比较接近时,插管的操作会比较容易。大多数患者用较小的导管也能得到足够的通气,所以内径大于7.0 mm的导管较少使用。

7. 制定备用方案

在实施操作前通常必须制定一个备用或紧急的计划方案,包括必要时向同事或外科医生寻求帮助,要求另外准备器械配置。

第二节　清醒纤维支气管镜引导气管插管前的准备

尽管清醒纤维支气管镜引导气管插管过程中技术要求是必不可少的,但是操作成功或失败往往决定于是否充分准备。这些准备包括术前评估、仔细的设备核查、操作背景的设置、所使用设备的准备以及患者的准备。如果这些措施得到仔细充分谨慎的准备,操作的成功率和患者的舒适度就会大大提高。

1. 手术室内麻醉间的准备

(1) 检查麻醉仪器装置。

(2) 检查监测仪器装置。

(3) 检查纤维支气管镜装置。

(4) 选择气管导管。

2. 局部麻醉的准备

所有局部麻醉需要的器械和药物都应摆放在专门的托盘中。备用的可放置在困难气管插管的处置车里,这样既方便省时又确保齐全。

(1) 纱条,局麻药。

(2) 利多卡因凝胶。

(3) 装有2%的利多卡因和空气的10 ml注射器。

(4) 16号的硬膜外导管线插入纤维支气管镜的吸引通道中。

3. 镇静药物的准备

(1) 10 mg咪唑安定用生理盐水稀释到10 ml。

(2) 100 μg芬太尼用生理盐水稀释到10 ml。

4. 静脉诱导的准备

(1) 异丙酚或其他的诱导药物。

(2) 肌松药物(如果适用)。

5. 备用方案及急救措施的准备

清醒纤维支气管镜引导气管插管很有可能失败,必须准备好备用方案及急救措施:

(1) 经气管喷射通气装置(如果适用)。

(2) 外科医师和气管切开手术器械(如果适用)。

第三节　清醒纤维支气管镜引导气管插管的实施

尽管清醒纤维支气管镜引导气管插管也是安全的一项技术,但是在实际操作中每一步都必须小心谨慎以确保在患者舒适的同时提高插管的成功率,减少并发症。有作者报道3例患者在清醒纤维支气管镜引导气管插管置入气管导管期间发生喉部损伤;Ho等报道一喉癌复发患者清醒纤维支气管镜引导气管插管后全麻诱导前发生胃破裂,是一个尽管很少见但是很严重的并发症。清醒纤维支气管镜引导气管插管期间大部分操作是同步进行的,而且每一步过程在实施前都已经过仔细考虑。根据经验,清醒纤维支气管镜引导气管插管可以非常快速有效的完成。通常清醒纤维支气管镜引导气管插管按径路分为经鼻气管插管和经口气管插管两种,详细实施过程和注意事项如下。

1. 清醒经鼻腔纤维支气管镜引导气管插管的实施

(1) 一般常规

患者在合适的体位下,开始心电图,脉搏氧饱和度和血压的监护;开放静脉,给予术前镇静药物,通常咪唑安定单次用量0.5～1 mg,可根据情况调整剂量直至患者呈放松状态但仍能配合睁眼,活动上臂,配合言语交流。给予镇静药物后须面罩给予充足氧供。

(2) 鼻腔和口咽部的局部麻醉

患者保持坐位或仰卧位,把浸润局麻药的纱条填充入两侧鼻孔。然后口底滴入利多卡因凝胶4～6 ml,嘱患者含漱在口咽部回荡。大约1 min后,轻柔置入吸引导管至咽后壁,吸出多余的胶体并同时评价呕吐反射是否减弱。如果需要可再滴入2～4 ml凝胶。

(3) 实施经喉注射麻醉(环甲膜穿刺,图10-1)

患者仰卧,头后伸位以确定环甲膜位置。无菌准备后,用1%利多卡因浸润皮肤及皮下组织。持22号套管针(后连接5 ml针筒装有2%利多卡因2 ml)刺入环甲膜,向后、尾部方向推送,用空气抽吸实验来验证穿刺针位置是否已进入气管内。一旦证实穿刺针前端位于气管内,再向前推送外套管同时拔除穿刺针和针筒。外套管上重新连接针筒进行空气抽吸试验,确定外套管的正确位置。正常呼气末注射,但要预先告诫患者可能引起呛咳。

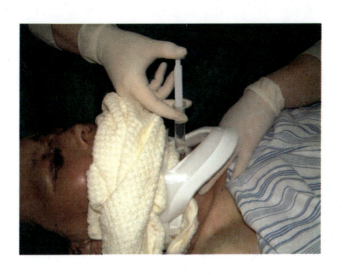

图10-1　环甲膜穿刺操作

（4）置镜前的最后检查

从鼻腔取出纱条后，嘱患者仰卧位或半坐位。可直接观察或用纤维支气管镜选择最佳的一侧鼻孔置镜。用吸引导管通过鼻孔持续供氧。再次确定吸引管路与纤维支气管镜连接及硬膜外导管的位置。把已浸泡在温热消毒水中数分钟的气管导管取出，检验套囊是否漏气，移去接头套入纤维支气管镜干上。确定患者目前的状态是舒适合作的，如果需要置镜前可追加镇静药物。

（5）经鼻腔置入纤维支气管镜和施行SAYGO技术

开始鼻腔置镜，确定下鼻甲位置，纤维支气管镜的前端向下沿鼻底部送入，推进纤维支气管镜并保持前端于视野空间中央。出后鼻孔进入口咽部时，嘱患者深呼吸或伸舌以打开视野空间。纤维支气管镜的前端尽可能地接近会厌，此时助手从硬膜外导管中喷洒利多卡因并确定在喷入局麻药时负压吸引通路是关闭的，喷注后至少30 s方可接通吸引管路。喷注的局麻药一到达黏膜就会引起患者呛咳，此时视野暂时会受影响，纤维支气管镜的前端沿会厌下方进入，看到声门后可直接对声门喷射利多卡因，可能需要两次到三次喷射直到声带运动减弱。推送纤维支气管镜进入声门时，如果控制在吸气相时进入较理想。见到气管环后，朝着气管隆突的方向继续推进，小心镜面不要碰到气管壁以免影响视野，再次喷射局麻药以麻醉气管壁和气管隆突，这时经鼻腔放置纤维支气管镜完成。

（6）引导插入气管导管

这是患者在整个纤维支气管镜引导气管插管操作过程中感到最不舒服的环节，所以在插管开始前根据患者情况可追加镇静药物。涂抹润滑胶于导管与鼻孔的接口处，不要涂抹整根导管以避免太滑影响操作。通常要告诫患者在导管进入时可能的不适感。从鼻咽部沿纤维支气管镜干轻柔推送气管导管,在进入声门前导管逆时针旋转90°可避免导管的前端顶在声带或杓状软骨上。

(7) 确定气管导管的位置

应用纤维支气管镜可窥视到气管环及气管隆突,通常退出纤维支气管镜时可同时确定导管的位置。还可以连接气管导管与呼吸机,通过呼吸囊随自主呼吸相应的运动和二氧化碳监测仪上呼吸波形的显示再次确定。完成后给予肌松剂及诱导药物。

2. 清醒经口腔纤维支气管镜引导气管插管的实施

清醒经口腔纤维支气管镜引导气管插管的实施方法大致与经鼻腔的纤维支气管镜引导气管插管相同。实际操作起来比经鼻腔插管操作更困难。不同之处及注意事项如下:

(1) 经口腔放置纤维支气管镜

经口腔纤维支气管镜引导气管插管时,因镜干较软常常偏离中线,不易掌握,需应用气管插管专用通气道或由助手用直接喉镜推开舌根,将镜干放置于正中线,所以有条件的情况下,纤维支气管镜引导气管插管的专用通气道(比如Ovassapian 通气道)是常规使用的,可明显缩短插管操作时间,提高患者的安全。用利多卡因凝胶涂抹在通气道的表面,缓慢放置通气道至口底。在开始前进行轻柔的吸引。然后穿过通气道推进纤维支气管镜。当纤维支气管镜的前端超出了通气道时即进入口腔。看见会厌,继续推进,直到前端通过声门进入气管。如果经气管阻滞不充分,可以选择SAYGO技术辅助完成。

(2) 引导插入气管导管

轻柔地通过通气道插入气管导管。手指边旋转导管边前进(不要在导管外周或手指上涂抹润滑油,否则旋转会困难),沿镜干推送导管直到通过声门进入气道。当导管的前端到达隆突上2～3 cm处时,退出纤维支气管镜和专用通气道。确定导管的位置,给予肌松剂及诱导药物。

第四节　某些特殊情况时的清醒纤维支气管镜引导气管插管

在某些情况下进行清醒纤维支气管镜引导气管插管需特别小心谨慎,具体的有关注意和管理介绍如下。

1. 有误吸风险的患者

有误吸风险的患者通常会选择快诱导插管技术。但对既有误吸风险又是困难气道的患者来说可能就不适合了。存在误吸风险的包括外伤后、孕妇、肥胖和急诊外科手术的患者。这种情况下,清醒纤维支气管镜引导气管插管不失为一种相对安全的选择,当然决定操作前必须认真考虑以下内容:

(1) 术前给药

应避免镇静性的术前用药。通常要给予预防误吸的药物。如果时间允许可口服雷尼替丁150 mg和盐酸甲氧氯普胺10 mg或者静脉注射雷尼替丁50 mg和盐酸甲氧氯普胺10 mg。如果预先给予枸橼酸钠则可有效地缓冲胃酸pH值。止涎药可给予东莨菪碱0.3 mg或格隆溴铵0.2 mg静脉注射。与食道括约肌功能减弱的情况相比抗胆碱能类药物的止涎作用在这类患者身上会更有意义。

(2) 局部麻醉技术

一些麻醉医生担心咽喉部区域麻醉会减弱气道保护反射。在129名患者的一项调查中,经喉注射麻醉和SAYGO技术被证明是安全有效的,没有一例发生反流或误吸。在经喉穿刺阻滞后局部麻醉效果可能涉及声带以上区域。喉部的表面麻醉不会引起声带自主运动功能损害(如患者能按指令咳嗽)。SAYGO技术是推荐使用的,因为表面麻醉和放置纤维支气管镜的间隔可能很短,局部麻醉药仅在气管插管前才开始应用,从而患者可获得保持呼吸道反射的最长时间。如果在置镜过程中发生误吸,可以及时发现并采取行动,用纤维支气管镜吸出胃液。

(3) 镇静技术

镇静相对喉部的局部麻醉更容易引起咽喉反射功能下降,患者有误吸的风险。如果可能,在清醒纤维支气管镜引导气管插管操作时不予镇静或剂量应非常谨慎地控制。

(4) 患者的体位

利用重力原理,为防止胃内容物误吸,纤维支气管镜置入和插管时患者可保持坐位或侧卧支撑位。

2. 孕妇

要进行手术分娩的孕妇通常被评估为困难气道。大多数产科麻醉医生面对这些患者需要进行剖腹产手术时会优先选择区域性麻醉。但是当有禁忌证或操作失败后,他们会在全身麻醉诱导前选择实施清醒纤维支气管镜引导气管插管。对于孕妇的清醒纤维支气管镜引导气管插管应有特殊的考虑和实施方法。

(1) 误吸的风险

前面讨论过的预防清醒纤维支气管镜引导气管插管误吸风险的内容也与孕妇患

者有关。

（2）鼻腔插管出血的风险

孕妇的鼻腔黏膜是充血的，鼻腔插管时的出血可能导致插管失败或气道损伤,因而口腔径路比较优先考虑。当口腔纤维支气管镜引导气管插管禁忌时比如舌体肿胀,可能会选择鼻腔径路。可卡因是禁止用于鼻腔局部麻醉的,因为它能导致子宫胎盘血流的减少。一般配伍2%利多卡因3 ml和1%肾上腺素0.25 ml的混合液用作鼻腔黏膜局部麻醉。

（3）新生儿的镇静作用

虽然清醒纤维支气管镜在没有任何镇静下可以完成,但对于年轻紧张的孕妇患者是困难的。在大多数产妇进行清醒纤维支气管镜操作时可静脉给予苯二氮䓬类和或阿片类药物。这样有呼吸抑制和新生儿镇静的风险,如果新生儿被镇静药物所抑制,可采用氟马西尼和纳洛酮进行拮抗。已证实,产妇可以在满意的镇静处理下进行清醒气管插管,而且分娩出的新生儿无需使用拮抗剂。

3. 颈椎需要制动的患者

直接喉镜在插管时要求枕部寰椎关节伸展,这要求包括至少第1～3颈椎是可以活动的。直接喉镜插管是否会引起不稳定的脊髓损伤目前仍有争议。还没有确凿的证据证明在放置咽喉镜和插管过程中发生脊髓损伤与头颈部的位置有关。大多数患者还是在牵引下进行直接喉镜的插管操作,但清醒纤维支气管镜引导气管插管有其优势,当插管后或者插管遇到困难时,仍能进行神经学的检查。

在放置纤维支气管镜和插管时应尽量避免呛咳,而环甲膜穿刺和SAYGO技术在操作时都会引起呛咳,所以可考虑应用利多卡因喷雾技术。局部麻醉要保证有足够的剂量(2%利多卡因6～8 ml)和充足的时间(大约20 min),才能达到比较完善的效果。McGuire等报道两例颈椎骨折患者在尝试清醒纤维支气管镜引导气管插管操作时发生致命的完全性上呼吸道梗阻,手控和面罩加压通气困难,紧急建立外科气道。其中一例患者紧急气管切开前通过16 G静脉穿刺导管经环甲膜喷射通气以维持氧合。作者认为发生完全性上呼吸道梗阻最有可能的原因为上呼吸道局部麻醉不完善以及过度镇静。这个病例报道表明,操作前患者的充分氧合、足够的局部麻醉保证咽喉反射消失以及仔细评估镇静水平是安全的清醒纤维支气管镜引导气管插管所必不可少的。

4. 气道梗阻的患者

大多数有气道压迫的患者具有应用清醒纤维支气管镜引导气管插管的指征,气道形态异常但通常没有或只有轻微的气道梗阻征象,但有小部分气道梗阻的患者可表现为喘鸣,提示气道狭窄已至少达到50%,这类患者的气道管理必须特别慎重。制定气道管理计划,包括高年资麻醉医生和手术医生的参与,气道梗阻的位置及范围在术前就应该了解并充分评估,操作前须明确所要采取的技术方法和备用急救方案。

(1) 上呼吸道梗阻(图10-2)

常见的原因可能包括会厌、声带、杓状软骨等喉周组织损伤。如果术前症状和鼻腔纤维支气管镜已提示插管不可行,应选择清醒气管切开术。当喘鸣并不严重,术前评估还存在插管的可能性,可以在两种方法中任选其一。麻醉气体诱导和直接喉镜暴露是首选方法,手术医生可在旁准备,如有必要立即实施气管切开术(后备方案)。清醒纤维支气管镜引导气管插管作为第二种选择是值得争论的,由于局麻操作或出血刺激声带会引起喉痉挛。这样可能造成气道的完全梗阻,另外纤维支气管镜自身体积也可能引起气道的梗阻。

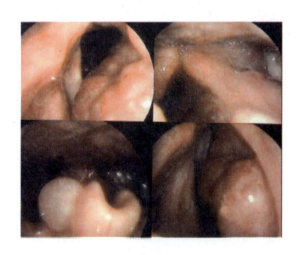

图10-2 上呼吸道梗阻

(2) 中段气管梗阻

胸骨后甲状腺压迫气道可能引起中段气管梗阻。梗阻的位置和范围应该由CT和MRI扫描确定。在大多数病例中6~7 mm的气管导管是可以通过梗阻部位的。清醒纤维支气管镜引导气管插管是一种安全的选择,但必须是一名有经验的操作者,关键的步骤在于要推进纤维支气管镜和导管通过狭窄的气管。

(3) 低位气管和支气管的梗阻

原因可能为纵隔肿瘤,血管异常等。呼吸道一般正常,直接喉镜放置也较容易。一旦全身麻醉诱导后可能会出现气道塌陷,所以需要准备体外循环装置及联络硬质支气管镜的专门技术人员。

(姜 虹)

参考文献

1. Popat M, ed. Practical fibreoptic intubation. 1st edn. Oxford: Butterworth Heine-mann, 2001；127～143

2. Koh KF, Hare JD, Calder I. Small tubes revisited. Anaesthesia, 1998；53: 46～50

3. Ovassapian A, Krejcie TC, Yelich SJ, et al. Awake fibreoptic intubation in the patient at high risk of aspiration. Br J Anaesth, 1989；62: 13～16

4. Claaeys DW, Lockhart CH, Hinkle JE. The effect of translaryngeal block and In-novar on glottic competence. Anesthesiology, 1973；38: 485～486

5. Mahajan RP, Murty GE, Singh P, et al. Effect of topical anaesthesia on the motor performance of vocal cords as assessed by tussometry. Anaesthesia, 1994；49: 1028～1030

6. Popat MT, SrivastavaM, Russell R. Awake fibreoptic intubation skills in obstetric patients: a survey of anaesthetists in the Oxford region. Int J Obst Anesth, 2000；9: 78～82

7. Sidhu VS, Davies DWL. Fibreoptic oral intubation: a solution to difficult intuation in a parturient. Anaesth Intens Care, 1995；23: 651

8. D'Alessio JG, Ramanathan J. Fibreoptic intubation using intraoral glossopharyn-geal nerve block in a patient with severe preeclampsia and HELLP syndrome. Int J Obst Anesth, 1995；4:168～171

9. Popal MT, Chippa JH, Russell R. Awake fibreoptic intubation following failed re-gional anaesthesia for caesarean section in a parturient with Still's disease. Eur J Anes-thesiology, 2000；17: 211～214

10. Mokriski BK, Malinow AM, Gray WC, et al. Topical nasopharyngeal anaesthesia with vasoconstriction in preeclampsia-eclampsia. Can J Anaesth, 1998；35: 641～643

11. Mcleod ADM, Calder I. Spinal cord injury and direct laryngoscopy—the legend lives on. Br J Anaesth, 2000；84: 705～709

12. Sidhu VS, Whitehead EM, Ainsworth QP, et al. A technique of awake fibreoptic intubation. Experience in patients with cervical spine disease. Anaesthesia, 1993；48: 910～913

13. Mason RA, Fielder CP. The obstructed airway in head and neck surgery. Anaes-

thesia, 1999; 54: 625～628

14. Johnson DM, From AM, Smith RB, et al. Endoscopic study of mechanisms of failure of endotracheal tube advancement into the trachea during awake fibreoptic orotracheal intubation. Anesthesiology, 2005; 102: 910～914

15. Ho CM, Yin IW, Tsou KF, et al. Gastric rupture after awake fibreoptic intubation in a patient with laryngeal carcinoma. Br J Anaesth, 2005; 94: 856～858

16. Maktabi MA, Hoffman H, Funk G, et al. Laryngeal trauma during awake fibreoptic intubation. Anesth Analg, 2002; 95: 1112～1114

17. Walsh ME, Shorten GD. Preparing to perform an awake fibreoptic intubation. Yale J Biol Med, 1998; 71: 537～549

18. McGuire G, el-Beheiry H. Complete upper airway obstruction during awake fibreoptic intubation in patients with unstable cervical spine fractures. Can J Anaesth, 1999; 46: 176～178

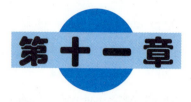

纤维支气管镜引导
气管插管的困难

第一节　　常见和特殊的困难

　　利用纤维支气管镜引导下行气管插管是目前解决常规气管插管方法失败后常采取的最有效方法之一。只要经过一定程度的培训,其操作技术是比较容易掌握,其气管插管的成功率也非常高。一般情况来说,整个操作过程中遇到困难和麻烦并不多,操作失败者大多为缺乏训练或平时操作过少(没有掌握要领)的麻醉医师,已具有丰富经验者相对很少碰到困难。利用纤维支气管镜行气管插管失败的原因大多是纤维支气管镜无法通过声门进入气管内或气管导管置入受阻。

　　所谓的"困难纤维支气管镜引导气管插管"到目前为止还没有统一的定义,所以本章暂对凡是在利用纤维支气管镜引导下行气管内插管过程中遇到的所有困难(包括解剖生理异常和操作技术所致的)均属本章的讨论范畴。就困难而言,有常见和特殊两种,下面就临床上遇到的困难作详细讨论。

　　1. 常见困难

　　在临床上利用纤维支气管镜行气管插管常会遇到以下几类难点,并需加以注意。

　　(1) 准备不充分

　　术前会诊患者时对其气道情况了解不充分,如在纤维支气管镜检查时发现两侧鼻腔或口腔以及咽喉腔有畸形、肿物存在等影响操作的病情,如术前不作充分准备和处理常使纤维支气管镜检查或气管插管失败,所以术前一定要充分了解气道状态,必要时请耳鼻咽喉科医生会诊检查。

　　术前对设备未作详细检查和准备,从而使那些临时决定行纤维支气管镜检查和气管插管者无法实施,所以麻醉科等应急性强的科室应经常检查纤维支气管镜等各种设备,如电源、镜头清晰度、吸引管道通畅度等,使其保持良好状态以备各种紧急状态。

设备仪器检查准备包括:

1) 接通电源;

2) 调整焦距;

3) 镜干前端涂润滑油;

4) 将合适的气管导管套在镜干的后端,也可将合适的气管导管插入患者口腔或后鼻孔至一定深度再插入镜干;

5) 在纤维支气管镜的吸引孔接上氧气管。

另外,实施纤维支气管镜引导气管插管常需一名具有丰富经验助手的帮助,否则会增加实施难度甚至失败等情况均有发生可能。

(2) 适应证掌握不当

目前临床上纤维支气管镜引导气管插管常用于:① 插管困难,包括预料到和未预料到的;② 气道受压;③ 颈部后仰不理想,颈椎不稳定,椎动脉供血不足;④ 牙齿损伤高度危险,如牙齿松动或脆裂以及牙齿广泛整复后;⑤ 局麻下清醒插管等。进行纤维支气管镜引导气管插管需注意其适应证和各种相应要求,否则常会发生困难以至失败可能,如选择不合作患者行清醒纤维支气管镜引导气管插管,其不但成功率低,还可能发生气道严重损伤等意外情况。

(3) 技术及经验不足

临床上发生纤维支气管镜引导气管插管困难大多数是由于操作者缺乏系统的培训和操作经验不足引起的,所以初学者应在插管模型上反复多次培训后,再由经验丰富者指导下在正常人身上进行一定的技术练习和经验积累。

2. 特殊困难

纤维支气管镜引导气管插管一般可分为三个操作阶段:① 纤维支气管镜检查(fibreoptic endoscopy);② 将套在纤维支气管镜外的气管导管置入到气管内;③ 纤维支气管镜从气管导管内退出。导致纤维支气管镜检查和气管插管失败的特殊原因根据其操作的三个阶段分为三类情况:第一类:纤维支气管镜检查出现困难;第二类:纤维支气管镜检查成功并顺利进入气管内,但无法将套在纤维支气管镜外的气管导管置入到气管内;第三类:纤维支气管镜从气管导管内退出发生困难。本章节主要讨论引起这些现象的原因以及防治措施,下面分别加以叙述。

第二节　　纤维支气管镜检查困难

纤维支气管镜检查就是使纤维支气管镜通过口腔或鼻腔途经对包括气管和部分支气管的上呼吸道进行明视检查,并利用纤维支气管镜的引导,将气管导管(套在纤维支气管镜上)置入气管腔内,为一些特殊情况和困难气管插管患者提供通气和维持气道的一种良好方法。所谓成功的纤维支气管镜检查应在明视下使纤维支气管镜头端通过气道顺利达到目标。检查过程中纤维支气管镜头端应避免接触黏膜,否则易发生镜视野模糊、黏膜损伤出血等情况。在气道发生梗阻或解剖异常,以及镜头被血液或分泌物污染等情形下均会使纤维支气管镜检查发生困难或失败。

1. 临床实践中发生纤维支气管镜检查困难的常见原因

(1) 分泌物或/和出血。

(2) 咽腔由于生理或病理原因出现缩小变窄。

1) 全身麻醉;

2) 巨大会厌;

3) 水肿或蜂窝织炎;

4) 黏膜肥厚(肥胖、睡眠呼吸暂停综合征);

5) 颈段脊髓畸形;

6) 气道的解剖异常(肿瘤、外科手术、放射性治疗等所致);

7) 会厌上肿物。

(3) 喉部组织畸形。

(4) 气道局部反射活跃(如麻醉深度不适当)。

2. 导致的困难和麻烦

上述这些因素给纤维支气管镜检查和气管插管带来的困难和麻烦包括:

(1) 纤维支气管镜无法通过鼻腔(经鼻纤维支气管镜检查)进入气道检查。

(2) 出血或/和分泌物易使镜头污染使视野模糊。

(3) 气道狭窄致纤维支气管镜置入发生困难。

(4) 出现能暴露会厌但纤维支气管镜无法进入声门。

(5) 无法暴露喉腔。

(6) 气道反应活跃而致目标移位使纤维支气管镜无法接近。

3. 鼻腔通过困难

临床上进行纤维支气管镜检查和气管插管大多采取经鼻途径,但鼻腔通道常由于疾病和解剖异常使纤维支气管镜无法通过,且反复多次试插易损伤黏膜,发生出血,这种情况对操作者也带来较大的心理影响。麻醉医师在进行纤维支气管镜检查之前,不但应详细了解患者的病史,还应详细了解鼻腔通气情况并进行必要的检查来判断鼻腔情况,从而决定选择经口还是经鼻途径以及哪侧鼻腔。最好请耳鼻咽喉科医生会诊帮助了解鼻腔情况或通过纤维支气管镜直视下检查两侧鼻腔内情况,选择内腔宽大一侧以减少损伤和提高插管成功率(见图11-1)。应避免进行盲目插入鼻腔而引起鼻腔出血、患者不适、置入受阻、视野模糊等情况。为了提高成功率和减少鼻腔损伤,建议在插入纤维支气管镜前对所选择的一侧鼻腔进行良好润滑、收缩鼻咽黏膜。对那些鼻腔有严重阻塞等不适合作经鼻纤维支气管镜检查的患者应选择经口途经。

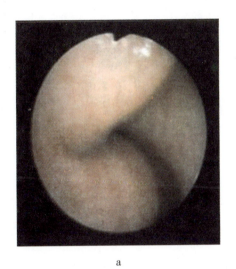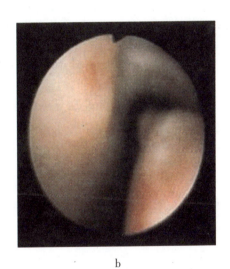

a   b

图11-1   a 鼻腔内窥镜检查,左侧鼻腔狭管; b 右侧鼻腔通畅

4. 血液或分泌物

(1) 出血

纤维支气管镜检查过程中发生出血比较常见(图11-2),出血大多是由于纤维支气管镜尖端损伤黏膜所致,常见于初学者、气道解剖异常、出凝血功能异常等,尤其经鼻途径损伤黏膜情况比较多。出血不但使纤维支气管镜视野模糊,还会引起胃肠道反射等而致检查失败,所以在检查过程中应动作轻柔,全程应在明视下推进纤维支气管镜,避免镜头尖端碰伤黏膜。

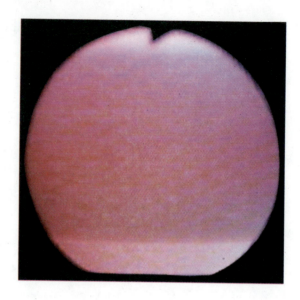

图11-2　上呼吸道出血致视野模糊使检查发生困难

已发生出血者,量少的可低负压吸引血液后继续检查,较多者应停止进一步检查并针对原因作相应处理,包括:

1）选用有较大内径吸引管道的纤维支气管镜;

2）直接喉镜来完成下一步检查和处理;

3）局部应用血管收缩剂和/或止血剂;

4）必要时可等其自然止血后再行检查等。

碰到直接喉镜下气管插管困难且发生咽喉部有出血者,此时再行纤维支气管镜引导气管插管的可能性不大,应另选择时机有计划地进行纤维支气管镜引导气管插管。

（2）分泌物

较多分泌物不但使视野模糊,还会引起咽喉反射等不良反应(图11-3)。可采取以下措施:

1）检查前应用抗胆碱药物以减少气道分泌物;

2）吸净咽喉部分泌物(因纤维支气管镜上的吸引管道较细吸引效果不佳);

3）检查过程中如发现分泌物较稠、多时,应先退出纤维支气管镜,吸净分泌物后再进行;

4）清醒患者可要求其咽下分泌物;

5）在纤维支气管镜的吸引孔接上氧气管,采取高流量氧气冲洗气道,不但提高吸入氧浓度,还对清理分泌物和清晰视野有帮助,并可防止镜端起雾;

6）纤维支气管镜头有雾气时可预先加温镜头或用酒精擦拭,均可避免起雾。

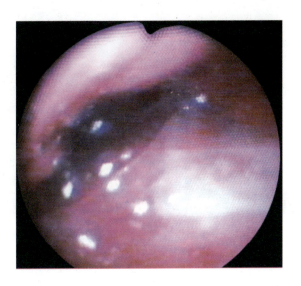

图11-3　稠厚分泌物阻挡视野,稀薄分泌物使镜头光线反射致视野不清

5. 气道空间狭小致检查困难

气道空间狭小包括生理性和病理性原因,生理性主要指全身麻醉或不适当的镇静使上呼吸道的肌肉张力降低,产生软腭、舌、会厌等组织向咽后壁下坠,致使口咽空腔明显减小,影响了纤维支气管镜检的视野和前进(见图11-4)。病理性原因包括咽、颈部疾病引起的如过分松软的会厌、咽水肿、蜂窝织炎(见图11-5a、b)以及咽腔受外部压力(颈段脊髓畸形、会厌上肿物)等。

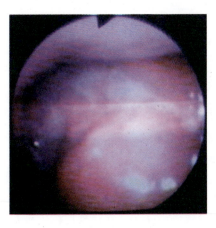
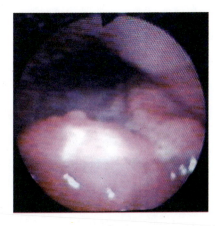

a　　　　　　　　　　　　　　　b

图11-4　a 全麻上呼吸道壁肌张力降低,软腭、舌根、会厌等坠向咽后壁,咽腔狭窄;
b 向前上托起下颌往往使咽腔变宽

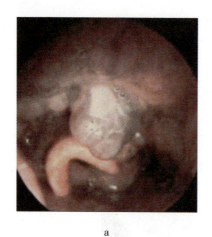
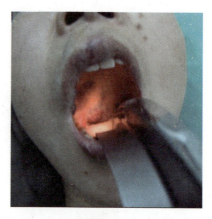

a   b

图11-5 咽喉部肿物引起气道空间狭小,导致纤维支气管镜检查困难

针对上述因素，目前临床上常可采取下列相应措施以帮助纤维支气管镜通过咽喉腔。

（1）对于口咽部肌张力下降者应由助手帮助托起下颌。

（2）通过去枕或垫高肩膀使颈后伸,增大口腔与咽腔夹角。

（3）牵出舌体。

（4）在喉部施加外力使下坠组织回位。

（5）上述几种方法仍不满意可使用直接喉镜推开舌和会厌以帮助纤维支气管镜通过。

（6）清醒患者可取侧卧位或坐位。

（7）可要求清醒患者行深吸气、作吞咽动作或深呼吸等来增加咽腔空间。

经口行纤维支气管镜引导气管插管比经鼻途径的角度更小,纤维支气管镜容易碰到舌根部;另外,因镜干较软常偏离中线,所以采取经口途径时最好使用专用口咽通气道(如Berman通气道、Ovassapian通气道)或由助手用直接喉镜推开舌根,使纤维支气管镜沿口、咽中心轴行进。

6. 明视下纤维支气管镜无法通过声门

喉部及其周围组织病变和解剖异常可使纤维支气管镜无法通过声门。纤维支气管镜其头端的偏转程度常受限于120°以内,镜头视野约90°,故在有异常情况下常发生可看到目标但纤维支气管镜无法接近并进入，导致纤维支气管镜检查成功而插管失败现象。

处理可先采取上述措施,如果无效,可采用顺行导线引导插管技术。

尽管全力操作控制杆使纤维支气管镜镜头弯曲以进入气管,但当纤维支气管镜头端通过声门仅有2 cm以内而无法再推进的情况时可利用该技术。该技术要领就是通过导引线增加纤维支气管镜进入气管内的长度，利于置入气管导管。通过纤维支气管镜上的吸引通道插入导引线，再在导引线指引下使纤维支气管镜通过声门进入气管腔内。导引线一般至少110 cm，导引线有专用导线（如：Cook线），但大多数医院使用心导管导线均可满足要求。具体操作步骤如下：

（1）润滑导引线并插进纤维支气管镜上的吸引通道，但导引线顶端不能露出超过纤维支气管镜头端，以防损伤黏膜。

（2）进行纤维支气管镜检查，尽可能插到声门附近到不能前进为止。

（3）然后由助手轻轻插入导线，明视下调整导线顶端使其进入声门（见图11-6）。

（4）确定导线插入气管内的长度足够后，在其引导下推进纤维支气管镜并予以固定。

（5）抽出引导线。

（6）置入气管导管并检查其位置。

如果以上办法失败，可使用逆行导线引导插管技术（见下）。

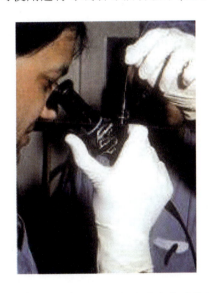

图11-6　当纤维支气管镜顶端尽可能到达喉腔附近时，由助手通过吸引管道插入引导线，直视下使其通过声门达到气管内的一定深度

7. 咽喉腔无法暴露

咽喉部及其周围组织病变和异常而造成咽喉腔暴露所限，这类患者术前均有一定程度的呼吸困难，所以术前需详细了解其病变情况，评估气道。处理这类患者的气道应按步进行，一般情况下建议采用清醒气管插管，必要时行气管切开插管。首先应利用上

述介绍的方法尽一切可能暴露咽喉腔,清醒患者作深呼吸利用气泡定位其出气口,以指导纤维支气管镜的推进。如顺行导线引导插管通路建立失败,则可试行逆行导线引导插管技术。

当经喉行纤维支气管镜检查和气管插管失败,而声门未完全阻塞的情况下,有指征可以施行逆行导线引导插管技术,可根据患者具体情况采取清醒＋药物镇静＋局部麻醉或全身麻醉状态下完成经口或经鼻气管插管。逆行导线引导插管技术的具体操作方法和步骤如下:

(1)患者处于仰卧头后伸位。

(2)用20 G套管针在环甲膜或气管环膜穿刺,针尖向头侧倾斜30°。

(3)通过套管针插入导引线,从口或鼻中引出。

(4)轻轻从口或鼻中拉出导引线并保证有足够长度留在颈部。

(5)口外有足够长度导引线后,把导引线插入纤维支气管镜上的操作通道并从出口引出。

(6)在明视下顺着导引线插入纤维支气管镜,直到通过声门并看到套管针为止,同时保证气管内有足够长度纤维支气管镜插入部。

(7)明视下慢慢拉出导引线和套管针。

(8)置入气管导管并检查其位置。

8. 气道反应活跃(麻醉深度不足)

临床上作纤维支气管镜检查只需完善的表面麻醉,并辅以适当的镇静就能较好地完成,如行气管内插管则必须加上良好的气管内表面麻醉。一般情况下在清醒患者作纤维支气管镜引导气管插管是比较容易,清醒合作患者可通过吞咽、深呼吸以及调整头位来配合医生进行检查、插管,而全麻所致气道通畅程度下降导致纤维支气管镜检查和气管插管难度增加。

当局部麻醉不完善时,操作过程中表现为气道反应活跃,出现咳嗽、恶心、喉痉挛等情况时易使纤维支气管镜检查和气管插管发生困难,甚至出现气道损伤可能,给患者造成很大的心理不良影响,故检查前必须对口、鼻、咽喉部、气管内黏膜表面进行完善的表面麻醉,紧张焦虑患者适当辅以镇静药等。

另外,以下措施对预防和治疗气道反应活跃有一定帮助。

(1)通过纤维支气管镜上的吸引管道喷雾利多卡因、丁卡因等局麻药物改善局部麻醉。

(2)静脉注射小剂量吗啡类镇痛药抑制咳嗽反射,临床上常静脉注射芬太尼$1\sim2~\mu g/kg$。

(3)置入气管导管是整个操作过程中最难受的,所以之前必须给予适当的镇静,尤其伴有心血管疾病者,应完善气管内局部麻醉。一旦确定气管导管在气管内应尽快实施全身麻醉,如静脉注射异丙酚+芬太尼复合肌肉松弛剂等麻醉方案。

如必须在全麻下作纤维支气管镜检查和气管插管者,最好采取浅全麻+气道内表面麻醉和保留自主呼吸下进行,但需特别注意喉痉挛的发生和防治。

第三节　气管导管置入困难

纤维支气管镜引导气管插管是目前处理困难插管的金标准,尽管如此,在某些情况下也会可能失败。Wulf等报道一例颈部多发性神经纤维瘤和巨大恶性神经鞘瘤引发咽喉部梗阻和呼吸不畅患者施行清醒纤维支气管镜引导气管插管,但是当气管导管抵达声门时,由于声门的严重偏移导管无法进入气管,只得取消任何操作而行气管切开术。表明即使是清醒纤维支气管镜引导气管插管也有一定的失败率,原因可以为不能看到喉部组织、不能通过纤维支气管镜置入气管导管或者不能引导气管导管通过喉部。

置入气管导管发生困难大多由于气管导管顶端顶在喉组织上,最常见的是杓状软骨。置入气管导管发生困难有多种因素,包括技术和设备等两大类因素,临床上常见因素有气管导管粗细不适合、可塑性不良、结构不合理以及置管技术欠缺等。

1. 气管导管粗细

选择气管导管时应考虑到纤维支气管镜镜干的粗细,如果两者不配套,之间的空隙较大即气管导管和纤维支气管镜镜干落差大时,则气管导管在进入声门处常会发生困难。临床上一般如使用4 mm直径的纤维支气管镜,大概选择6～7 mm内径的气管导管比较合适。如必须选择较粗内径的气管导管,可以在气管导管与纤维支气管镜之间额外套进一根不带气囊的气管导管(内径5 mm)或专用套管(Aintree 导管)(见图11-7),内套管前端应远于外套导管的前端,使纤维支气管镜、内套管、外套管三者形成阶梯状,减少外套管与杓状软骨碰撞的可能。

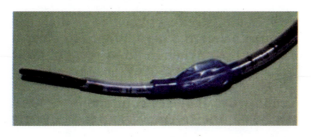

图11-7　在大号气管导管与纤维支气管镜插入部镜体之间套入一根小号无气囊的气管导管,有助于大号气管导管成功置入气管内

2. 气管导管可塑性和结构

气管导管的可塑性和结构也是决定气管导管置入成功的两个关键因素。临床上常用的普通气管导管其可塑性比带金属弹簧圈气管导管差,用于纤维支气管镜引导气管插管其置入的成功率比较低。与带金属弹簧圈气管导管相比,有文献报道两者的成功率分别为7/20和19/20,所以用于纤维支气管镜引导气管插管尽量选择可塑性较好的带金属弹簧圈气管导管。

气管导管的结构对置入的成功率也产生较大的影响,尤其气管导管头端的不同结构对气管导管的推进是否顺利可产生明显的影响。目前市场上气管导管头端设计有两种类型分别为斜角形和圆锥形结构,后者由于设计的合理性,不管是经口还是经鼻插入和置入声门的成功率均超过以斜角设计的气管导管,遗憾的是由于商业利益关系,市场上这种导管不多,包括上面介绍的可塑性较好的带弹簧圈气管导管的头端也是以斜角形设计,目前惟有通过喉罩行气管插管的气管导管头端是以圆锥形设计的,可根据具体情况加以选用。

选择经鼻途径者,气管导管选择应较经口途径为细,并预先加温软化;对所选择鼻孔、鼻腔进行表面麻醉和应用血管收缩药,喉、气管局麻;纤维支气管镜插入部镜体前端涂润滑油。

3. 置入气管导管的技术

纤维支气管镜引导气管插管过程中能否顺利置入气管导管,绝大多数情况取决于置管技术。气管导管推进困难常是导管头端顶在喉部组织引起,一般头处于中立位时最常顶在的组织是右侧杓状软骨或声带(3点钟),即气管导管顶端在右侧、开口斜面朝向左侧,此时将气管导管逆时钟旋转90°,使顶端对着12点钟,再轻轻推送气管导管即可;气管导管置入有阻力时,应退出气管导管少许,改善气道通路(如托下颌)后,再逆时针旋转气管导管逐渐推进;如采用带金属弹簧圈气管导管应采取持续转动推进,则可非常容易置入到气管内,当然这方法要求气管导管外面和你的手指不能润滑,否则影响操作。上述方法失败可直接使金属喉镜片挑起会厌,直视下推进气管导管。

第四节　纤维支气管镜退出困难

纤维支气管镜从气管导管内退出困难情况发生不多,如发生,大多是由于在套入气管导管前纤维支气管镜插入部镜体未加润滑所致。临床上只要在纤维支气管镜检查前润滑插入部镜体和选择合适的气管导管,并按常规程序进行,就可防止纤维支气管镜退出困难。有些麻醉医师喜欢先插入气管导管至喉腔,再通过气管导管插入纤维支气管镜,这种方法容易发生纤维支气管镜插入气管导管头端的侧孔从而使纤维支气管镜拔出困难,所以临床上并不主张采用该方法,大多数麻醉医师喜欢在明视下插入纤维支气管镜至气管内再置入气管导管。

检查并确定气管导管的位置:在退出纤维支气管镜时必须对气管导管位置加以确定,确认气管导管的位置和深度后才可退出纤维支气管镜。因临床上有发生在置入气管导管时纤维支气管镜出现移位致使气管导管误插入食道的报道,这大多由于纤维支气管镜插入气管内深度不够,以及常发生于气管导管置入困难时,所以退出纤维支气管镜后还需监测呼气末二氧化碳和听诊两肺呼吸音以确保气管导管的正确位置和深度。

综上所述

1. 当由于血液和分泌物造成纤维支气管镜引导气管插管发生困难时,也许采取直接喉镜检查和气管插管可能更容易。

2. 任何发生纤维支气管镜引导气管插管困难的情况均应在事后必须详细记录到患者病历中。

3. 有发生纤维支气管镜引导气管插管困难病史的患者均应尽可能详细了解原来病史,并必须采取清醒气管内插管。

4. 在纤维支气管镜引导气管插管发生困难期间可考虑采取经气管通气。

(陈小坽)

参考文献

1. Popat M, ed. Practical fibreoptic intubation. 1st edn. Oxford: Butterworth Heinemann, 2001;144~165

2. Ovassapian A. Failure to withdraw flexible fibreoptic laryngoscope after nasotracheal intubation. Anesthesiology, 1985; 63: 124~125

3. Wulf H, Brinkmann G, Rautenberg M. Management of the difficult airway. A case of failed fibreoptic intubation. Acta Anaesthesiol Scand, 1997; 41: 1080~1082

4. Ovassapian A. Fibreoptic bronchoscope and unexpected failed intubation. Can J Anaesth, 1999; 46: 806~807

5. Williams PJ, Bailey PM. Management of failed oral fibreoptic intubation with la-

ryngeal mask airway insertion under topical anaesthesia. Can J Anaesth, 1993; 40: 287

6. Ranasinghe DN, Calder I. Large cervical osteophyte-another cause of difficult flexible fibreoptic intubation. Anaesthesia, 1994; 49: 512~514

7. Brookman CA, Teh HP, Morrison LM. Anticholinergics improve fibreoptic intubating conditions during general anaesthesia. Can J Anaesth, 1997; 44: 165~167

8. Mason RA. Learning fibreoptic intubation: fundamental problems. Anaesthesia, 1992; 47: 729~731

9. Dennehy KC, Dupuis JY. Fibreoptic intubation in the anaesthetized patient. Can J Anaesth, 1996; 43: 197~198

10. Hakala P, Randell T. Comparison between two fibrescopes with different diameter insertion cords for fibreoptic intubation. Anaesthesia, 1995; 50: 735~737

11. Marsh NJ. Easier fibreoptic intubations. Anesthesiology, 1992; 76: 860~861

12. Brull SJ, Wiklund R, Ferris C, et al. Facilitation of fibreoptic orotracheal intubation with a flexible tracheal tube. Anesth Analg, 1994; 78: 746~748

13. Jones HE, Pearce AC, Moore P. Fibreoptic intubation. Influence of tracheal tube tip design. Anaesthesia, 1993; 48: 672~674

14. Katsnelson T, Frost EA, Farcon E, et al. When the endotracheal tube will not pass over the flexible fibreoptic bronchoscope. Anesthesiology, 1992; 76: 151~152

15. Ovassapian A. Failure to withdraw flexible fibreoptic laryngoscope after nasotracheal intubation. Anesthesiology, 1985; 63: 124~125

16. Calder I. When the endotracheal tube will not pass over the flexible fibreoptic bronchoscope. Anesthesiology, 1992; 77: 398

17. Schmitt HJ, Mang H, Schmidt J, et al. Fibreoptic intubation in patients after radiotherapy for carcinoma of the head and neck: difficulty and predictability. Eur J Anaesthesiol, 2004; 21: 925~927

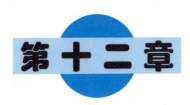

小儿纤维支气管镜引导气管插管

第一节 设 备

自从20世纪70年代初纤维支气管镜问世以来，在临床诊断和治疗上的应用范围迅速扩大，已被小儿内科医师、外科医师和麻醉医师广泛应用于小儿患者。初始纤维支气管镜的使用只限于成人和一些专家所建议的10岁以上儿童，限制纤维支气管镜检查应用于儿童其主要原因就是婴儿气道比较狭窄、黏膜柔嫩、缺乏配合能力，而纤维支气管镜太粗，使得通气困难。因此，应选择合适尺寸的纤维支气管镜，小儿气管的直径因年龄不同而相差很大。新生儿总气管直径仅5～6 mm，与成人肺段支气管直径相当。纤维支气管镜过粗时，可造成声门、气管内膜创伤，术后水肿及喉痉挛等，还可造成术中呼吸困难，有窒息的危险。

在小儿患者中使用较小号纤维支气管镜的报道见于70年代后期，为BF3C2 型纤维支气管镜，这种小号的纤维支气管镜没有吸引通道，通过外附1.5～1.8 mm直径大小的聚乙烯管作为吸引通道而得到改良，此附加管影响纤维支气管镜远端角度的调节，且不能用于较小的婴儿，因此仅限用于18个月以上小儿。1978年，外径3.5 mm并带有1.2 mm吸引通道的小儿纤维支气管镜问世，自此以后，小儿纤维支气管镜临床实践得到大量的报道。后来，出现了如外径为2.7 mm、2.2 mm甚至1.8 mm的超细纤维支气管镜。

标准型儿童纤维支气管镜其外径为3.5 mm，头端可以向一个方向弯曲160°和向相反方向弯曲60°。大部分较小号的纤维支气管镜(外径为2.7 mm、2.2 mm甚至1.8 mm的超细型儿童纤维支气管镜)其头端活动均收到不同程度的限制且没有吸引通道。

头可弯曲的超细型儿童纤维支气管镜（如直径2.2 mm的Olympus LF-P型或直径2.4 mm的Pentax FI-7BS型）的问世对纤维支气管镜引导气管插管技术应用于小儿产

生了巨大的影响,使得应用范围扩展到新生儿和婴幼儿。Olympus LF-P型纤维支气管镜可很方便通过ID 2.5 mm的气管导管,但是它没有工作通道(working channel),这样在使用过程中就不能进行吸引痰液分泌物、吸送氧气或灌注局麻药等操作,增加了喉痉挛和心律失常的发生率。

大部分研究者已经发现超细型儿童纤维支气管镜对新生儿或婴儿气管插管以及儿童纤维支气管镜引导气管插管教学都很有用处。其他研究者认为超细型儿童纤维支气管镜视野良好,但镜体在喉部容易弯曲,难以进入声门,可导致12%的失败率。他们的评论是该纤维支气管镜很"柔软",或许真正的气管插管失败的原因可能是由于在较大儿童中施行保留自主呼吸的纤维支气管镜引导气管插管技术。超细型儿童纤维支气管镜的另外一个缺点就是镜体比较硬,很脆,因此操作时轻柔小心以避免镜体损害。

有些成人型纤维支气管镜(如直径4 mm的Olympus LF-2型或直径3.5 mm的Pentax FI-10BS型)可以用于所需气管导管内径在5 mm或以上的儿童。成人型纤维支气管镜也已在更小儿童中被用于"间接的纤维支气管镜引导气管插管技术"。

第二节　气道辅助

气道辅助装置可以维持通气或作为经口纤维支气管镜引导气管插管时的通道。小儿插管型面罩(VBM)也可用于维持通气。对小儿患者,目前尚缺乏作为通道用于纤维支气管镜引导气管插管的气道辅助,虽然有报道把普通的Berman通气道劈开用作气道辅助。小儿型Berman通气道仅适用于较大儿童。对小儿纤维支气管镜引导气管插管来说,最佳通气道辅助是喉罩(LMA)。喉罩可以用作通气道,插管期间维持通气,并可以避免对气道的损伤,对有血和痰液分泌物情况下行气管插管时尤其有用。已用于保留自主呼吸和无呼吸状态下患者的经鼻或经口纤维支气管镜引导气管插管。

困难气道婴幼儿的麻醉诱导和气管插管对麻醉医师来说是一项具有挑战性的任务,通常首选面罩诱导,但是患儿睡着之后,气道组织张力减弱,部分和完全气道阻塞就会可能发生,甚至不能维持通气和氧合,常规直喉镜下插管几乎不可能完成。Holm-Knudsen等观察报道鼻咽通气道辅助用于困难气道婴幼儿的纤维支气管镜引导气管插管,1～39个月婴幼儿七氟醚吸入诱导自主呼吸下经较小的一侧鼻孔插入比气管导管小0.5～1.0号的鼻咽通气道(太大的话,之后的纤维支气管镜置入或气管导管插管可能会有困难),鼻咽通气道接呼吸环路,自主呼吸下连续吸入诱导,同时封闭对侧鼻孔和口以供给足够的吸入麻醉药和氧气,通过听呼吸音调节鼻咽通气道的位置获得最佳通气效果。助手固定鼻咽通气道并托起下颌，封闭对侧鼻孔和口并保持头部中位，麻醉达一定深度后经鼻咽通气道注入4 mg/kg利多卡因行上呼吸道局部麻醉，纤维支气管镜置入前完全吸除口咽分泌物。可以行经口或经鼻纤维支气管镜引导气管插管；但只要有可能，还是选择经鼻气管插管。尽管鼻咽通气道是一个很老旧的东西，但是作者认为对困难气道婴幼儿纤维支气管镜引导气管插管仍是一个很有用的辅助工具，可以保证气道通畅、充分供氧和维持麻醉，使得经鼻或经口纤维支气管镜引导气管插管变得可能和容易操作，不用担心辅助使用面罩或喉罩时的气管导管通过困难情况发生。

第三节　小儿纤维支气管镜引导气管插管技术

由于先天缺陷或后天继发损害，小儿人群的气道困难比率呈上升趋势。通过病史和原先的体检记录可以作出诊断，尤其是与困难气道相关的各种体征，通过先前的气道管理措施也可能被发现。体检有助于预测气道的困难度，一些在成人中出现的与困难气道相关的解剖异常也可出现于儿童中。这些解剖特征包括小颌（如 Piene Robin 综合征、Treacher Collins 综合征、Goldenhar's综合征）、短颈（Down's综合征、Klippel-Feil综合征）、大舌（Down's综合征）或严重脑积水；其他不常见的先天异常也有存在。应用于成人的预测困难气管插管的试验（如Mallampati分级）对合作的儿童也适用，尽管其用处尚未被正式评估。

1. 纤维支气管镜在小儿患者中的应用

通常情况下，纤维支气管镜在小儿中主要用于诊断目的，治疗应用也主要限于气道阻塞方面的一些病症，如气管异物、痰液栓塞、肉芽组织和肿瘤等，治疗手段包括异物、栓子或组织的摘除、支气管灌洗或激光治疗。而纤维支气管镜引导气管插管技术在小儿患者中的应用相对较少。

近年来，纤维支气管镜已越来越多地应用于小儿患者的疾病诊断和治疗。当预期存在面罩通气和/或气管插管困难时，纤维支气管镜引导气管插管技术是保证气道安全非常有用的一种技术。对口咽部和颈椎异常的患儿，常规的喉镜下气管插管变得尤其困难，而纤维支气管镜的应用显得非常重要。Borland等报道一例30个月大的左颞下颌关节僵硬患儿，下颌向左偏移，最大张口度9～10 mm，间歇性呼吸睡眠阻塞，在清醒经鼻盲插几次均告失败后采用麻醉下逆行气管插管。Ovassapian等评论认为，这个病例是一个非常好的困难气管插管病例，可以采用全身麻醉纤维支气管镜引导气管插管技术，简单快速、无气道阻塞危险。（注：有的医院受设备、人员条件限制，没有纤维支气管镜,或者没有超细型儿童纤维支气管镜,或者即使有,但是麻醉医师不熟悉或者不能熟练操作纤维支气管镜引导气管插管技术)。

所有用于成人的纤维支气管镜引导气管插管技术都可用于小儿患者。小儿尤其是新生儿和婴儿的一些解剖和生理因素,可能会影响纤维支气管镜引导气管插管技术的应用,了解这一点很重要。小儿的解剖标志非常小,操作空间狭窄,解剖结构依次很快出现于镜头前,需要操作准确无误。小儿由于耐受缺氧的时间很短,因此操作过程必须非常熟练和快速,尤其是对婴儿。

与成人相比,新生儿的会厌角度较大、长且比较固定,喉部比较朝向头端,声带比较向前成角,因此保持纤维支气管镜头部于中线位置很关键。尽管如此,仍有可能很难通过声门。儿童气道的最狭窄部分位于环状软骨水平,因此置入气管导管达此水平时不应当加力。

儿童分泌物较多,因此术前常规使用抗胆碱药减少唾液分泌。当发生气道损伤、水肿或痉挛时,小儿患者很快就会发生缺氧,应当及早考虑使用纤维支气管镜引导气管插管技术行气道管理。当施行保留呼吸纤维支气管镜引导气管插管时,必须采取有效措施减轻咽喉反射,如较深的全麻用药、琥珀酰胆碱给药或局部麻醉。

2. 全身麻醉纤维支气管镜引导气管插管

(1) 直接技术

首先置入纤维支气管镜,再经纤维支气管镜置入气管导管,超细纤维支气管镜最小可以置入2.5 mm ID 导管,成人型纤维支气管镜需要5.0 mm ID 以上导管。经口气管插管时,使用纱布或拉舌钳牵拉舌头,可以使纤维支气管镜有效保持于中线位置。可以叫助手在下颌角托起下颌,这样操作者可以空出手固定镜芯,在能够保持纤维支气管镜于中线位置的同时向里置送镜头。

(2) 间接技术

如果没有超细纤维支气管镜,对儿童使用直接技术不能插入小于5.0 mm ID 的导管,可通过成人型纤维支气管镜可视下定位声带位置,但并不能直接行气管插管,而是通过工作通道置入一条导引线至气管,然后通过导引线置入所需型号的导管。细软的导引线可能会使导管置入不是很顺畅,可以通过置入较硬的导引线、更换管或导尿管以增加硬度。1974年Stiles等报道对幼儿患者施行纤维支气管镜引导气管插管。问题是所使用的是成人型的纤维支气管镜,小号气管导管不能套入。他们采用的解决办法是用成人型纤维支气管镜先暴露声门,通过工作通道置入心导管导引线并进入气管,然后再经导引线套入心导管以加强硬度,之后通过心导管套进气管导管完成插管。尽管这种间接技术今天我们已经很熟悉,然而在当时不能不说是一个极大的创新。1979年,

Alfery等报道对先天性下颌畸形婴儿采用纤维支气管镜辅助气管插管技术，先在婴儿的左侧鼻孔置入一3.2 mm内径的纤维支气管镜至咽喉部，暴露咽喉部视野，再经右侧鼻孔置入ID 3 mm的气管导管，在纤维支气管镜的引导下，通过调节头和颈部的位置将导管插入气管。1987年，Kleeman等报道了先使用3.5 mm内径的纤维支气管镜暴露婴儿患者的喉部视野，并通过工作通道喷射局麻药行局部麻醉，然后采用2.7 mm内径的超细纤维支气管镜行气管插管的技术。

（3）应用喉罩（LMA）的间接技术

LMA可以作为纤维支气管镜引导气管插管时的通道，也有助于维持通气。这种技术可以用于麻醉无呼吸状态或保留自主呼吸患儿的气管插管，其具体步骤如下：

1）常规置入LMA；

2）保证通气状况良好之后在呼吸环路中接入单向活瓣的弯形接头（图12-1）；

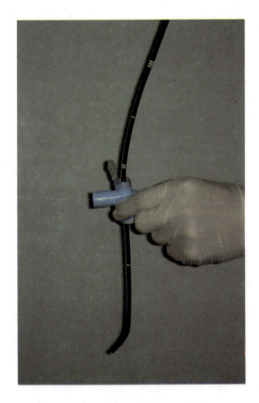

图12-1　单向活瓣的弯形接头

3）首先在纤维支气管镜上置入一根110 cm长的导引线，使其头端稍稍短于纤维支气管镜的头端；

4）通过弯形接头活瓣口置入纤维支气管镜，通过LMA前部的栅栏，抵达会厌下方，暴露声门视野；

153

5）叫助手帮忙把导引线置入声门达气管内；

6）移除LMA和纤维支气管镜,保留导引线于气管内；

7）通过导引线置入合适的气管导管。

（4）纤维支气管镜下观察技术

通过一侧鼻孔置入纤维支气管镜,可以明视下观察对侧经鼻气管插管的导管经鼻入喉的整个走向,可以作为训练手法以及明确解剖结构等作用。

（5）纤维支气管镜引导下的逆行插管技术

导引线通过环甲膜逆行至口部,将导引线经纤维支气管镜头部置入工作通道,而纤维支气管镜已经预先套上气管导管,如此纤维支气管镜就通过导引线进入声门,然后气管导管就可通过纤维支气管镜置入气管。当口咽部有很多分泌物,纤维支气管镜视野暴露困难时,采用此技术非常有用。

（6）直喉镜和纤维支气管镜引导下气管插管的联合应用

当上呼吸道阻塞常规手法不能使气道开放或有血和分泌物情况下,这种联合技术相当实用,喉镜片有助于上提舌和会厌,使声门暴露更加容易。

3. 清醒纤维支气管镜引导气管插管

对儿童来说,清醒纤维支气管镜引导气管插管也是可行的,虽然大多数麻醉医师选择在全麻下施行。对较大儿童,仔细的操作解释,并得到父母的支持,同时给予合适的术前用药,可以使其合作。术前用药必须包括抗胆碱药,其他方面的准备包括仪器检查、监测、辅助给氧等(与成人类似)。在操作的整个过程,通过特殊的面罩持续给氧,纤维支气管镜通过面罩的中央孔置入。当然,纤维支气管镜的润滑必不可少。

所有患儿应当给予镇静,早产儿或者其他患儿如伴有严重呼吸功能受损,有呼吸抑制危险者,给予最小剂量或者不给予镇静。清醒镇静和上呼吸道局麻的要求原则也与成人清醒纤维支气管镜引导气管插管类似,但一些重要的相关内容必须经过具体讨论决定。

（1）清醒镇静

清醒镇静过程的第一步就是给予患儿一定的精神和心理准备。在儿童清醒的状态下行操作会对儿童造成恐惧,可能对其幼小的心灵带来创伤。过度恐惧还易并发喉痉挛、缺氧、心律失常等,应不断给予夸奖与鼓励以取得最佳配合。小婴儿可抚摸耳后皮肤,减少婴儿哭吵。做好患儿身体的固定,作为助手应站在患儿头侧固定患儿头,婴幼儿用约束带约束肢体,大儿童要对其反复强调配合的重要性。

药物通常复合应用芬太尼和咪达唑仑,尤其对于较大儿童。对年龄较小的幼儿,氯胺酮是一种很好的选择,其优点包括：

1）催眠镇痛；

2）对所有年龄组儿童均适用；

3）可以保留自主呼吸；

4）维持气道开放；

5）可以通过多途径给药(静脉、肌肉注射，口服，直肠和鼻腔内给药)；

6）不良反应少。

氯胺酮增加唾液分泌，但术前应用抗胆碱药后即不成问题。

（2）上呼吸道局部麻醉

所有应用于成人清醒纤维支气管镜引导气管插管的局麻技术均可应用于小儿，局部应用给药是最常用的方法，许多儿童有使用喷雾器治疗哮喘的经历。这是很好的一种局麻技术，必须注意局麻药不能过量(利多卡因最大剂量4 mg/kg)。

在清醒纤维支气管镜引导气管插管的整个过程，上呼吸道局部麻醉都是必需的，在会厌下和气管区域喷射利多卡因2或3 min后再开始操作。局部麻醉可以避免全麻药对呼吸及心血管的抑制作用，保留患者必要的咳嗽反射。即使是行全麻纤维支气管镜引导气管插管，也应该给予咽喉部局部麻醉，为了防止操作诱发喉痉挛。

（3）路径

路径选择应当考虑到所施行手术的影响，如颌面部手术就应采用经鼻途径。大多数的小儿患者，纤维支气管镜引导气管插管均经鼻置入，这样更为稳定和安全，因为经鼻路径置入相对更为容易，喉部视野暴露也较为方便。如果经口置入，"受激惹的患儿"有可能咬住纤维支气管镜；另外，舌也会阻碍纤维支气管镜的置入。有研究报道经鼻途径比经口相对较为舒适，而经口途径更易诱发患儿的呕吐反射。如果在某些很少的情况下需要经口途径操作，建议给予患儿硬质的牙垫。

第四节　操作训练及培训

对小儿患者，决定纤维支气管镜引导气管插管成功与否的最重要因素是麻醉医师的经验。麻醉医师不仅要精通小儿麻醉技术，而且能熟练使用纤维支气管镜及其辅助设备。只有在大的专科教学医院才有可能达到这种复合的要求。在英国有这样的趋势，就是小儿外科手术集中在专科中心施行，这样使得相关专家都聚集于该中心。如此，伴有困难气道的择期手术患儿可以从中获益。这些中心同时也承担训练专门技术的责任，培养未来的专科顾问医师。在较小医院，顾问医师可能不会拥有小儿麻醉和纤维支气管镜引导气管插管这两种技术的复合,在这种情况下,应当两个或两个以上顾问医师联合管理困难气道患儿。

小儿纤维支气管镜引导气管插管技术应当有一整套的训练计划。小儿麻醉医师在小儿患者身上实践之前必须已经拥有熟练的成人纤维支气管镜引导气管插管技术,这一点非常重要。另外,一旦他们在成人中熟练操作以后,首先应该在正常气道患儿身上实践,而不是直接在困难气道患儿中施行。

由于一些解剖结构和生理因素的差异,设备仪器也不尽相同,尽管从成人患者获得了丰富的经验,但是从成人患者获得的纤维支气管镜引导气管插管技术对小儿患者并不一定都管用。常见的小儿纤维支气管镜引导气管插管操作不成功的原因有导管太粗、镜头由于分泌物模糊、操作时间过长致饱和度降低、导管置入食道等。

如何安全可行地进行小儿纤维支气管镜引导气管插管技术训练?如何在小儿患者身上教学纤维支气管镜引导气管插管技术? Erb等观察报道认为首先应该在小儿纤维支气管镜引导气管插管人体模型上练习直到熟练才可以开始在临床实践。尽管成人清醒纤维支气管镜引导气管插管是安全可行的,但小儿很难接受,可以在麻醉并保留或不保留呼吸下行纤维支气管镜引导气管插管,至于保留自主呼吸行纤维支气管镜引导气管插管并发症较多,刚开始的培训应该在麻醉无呼吸施行较好;由于小儿患者氧储备少,易缺氧,一般脉搏氧饱和度低于95%时就必须给予吸氧通气,可以使用插管型面罩辅助下行纤维支气管镜引导气管插管,可以有效地避免低氧血症情况的发生,尽管其插管时间相对延长。

第五节　并发症及其预防

纤维支气管镜引导气管插管并发症的发生率是很低的,如同其他医学领域一样,并发症的高低有赖于操作者及其团队的经验和配合。在正常气道患儿中进行全麻纤维支气管镜引导气管插管技术训练其有效性和安全性已经得到证实。纤维支气管镜引导气管插管比常规喉镜下气管插管训练时间要长,但与之相比并没有额外的并发症。大多数情况下,纤维支气管镜引导气管插管并不会使患儿住院时间延长。

并发症主要包括:缺氧、高二氧化碳血症合并代酸、心律失常、喉痉挛、支气管痉挛、感染、气胸、咯血、鼻或喉的直接损伤、喉水肿伴喘鸣或声音嘶哑等。

缺氧可以通过使用特殊面罩并持续吸入氧气,同时给予仔细监测而避免。高二氧化碳血症很难监测,当然,仔细观察和特别的注意,同时操作者动作熟练快速,是可以预防高二氧化碳血症和代酸的。心律失常可能是由于缺氧或/和迷走神经反射引起,足够的通气和氧合、充分的喉部局麻可以避免发生;心律失常通常很少见,因此无需术前常规给予阿托品,但如果发生心动过缓,应当给予阿托品,同时停止操作并充分给氧。至于感染,医院性的患者感染很少见。但必须注意不同患者间操作时纤维支气管镜的充分清洁和消毒。气胸也很少见。应当注意预防鼻腔通道和咽喉部的直接损伤,但有时会发生流鼻血或咯血,一般出血会自主停止。然而,对凝血异常、危重症和血氧的患儿,需要特别的小心和注意。

并发症着重在预防,操作者一定要做到术前对患儿充分了解、掌握好适应证,操作熟练,纤维支气管镜上及气管导管外须涂抹无菌石蜡油,以减轻对局部黏膜的摩擦造成损伤,降低插管的阻力,利于纤维支气管镜及气管导管送入。有效的局部麻醉,适当的全麻,操作全过程供氧并监测,避免低氧血症发生,如脉搏氧饱和度在95%以下时应暂时停止吸引和其他一切操作,但不必拔镜,可及时经吸引通道给氧,以高频通气机给氧是有效的措施,能迅速提高脉搏氧饱和度。

综上所述

纤维支气管镜引导气管插管应用于小儿患者不再是一种神秘的事情或不可能完成的挑战,它已经变得相对简单、安全,对小儿气道和呼吸问题的诊断和治疗是有一定价值的辅助。而其安全和成功有赖于谨慎小心的操作、良好的训练和完整的设备。纤维支气管镜引导气管插管技术在我国小儿患者的临床应用有待进一步开展。

(上官王宁 连庆泉)

参考文献

1. Popat M, ed. Practical fibreoptic intubation. 1st edn. Oxford: Butterworth Heinemann, 2001;144~165

2. Alfery DD, Ward CF, Harwood IR, et al. Airway management for a neonate with congenital fusion of the jaws. Anesthesiology, 1979; 51(4):340~342

3. Stiles CM, Stiles QR, Denson JS. A flexible fibreoptic laryngoscope. JAMA, 1972; 221(11):1246~1247

4. Kleeman PP, Jantzen JP, Bonfils P. The ultra-thin bronchoscope in management of the difficult paediatric airway. Can J Anaesth, 1987; 34(6): 606~608

5. Fan LL, LM Sparks, Fix FJ. Flexible fibreoptic endoscopy for airway problems in a pediatric intensive care unit. Chest, 1988; 93(3): 556~560

6. Fan LL, Flynn JW. Laryngoscopy in neonates and infants: experience with the flexible fibreoptic bronchoscope.Laryngoscope, 1981; 91(3):451~456

7. Fitzpatrick SB, Marsh B, Stokes D, et al. Indications for flexible fibreoptic bronchoscopy in pediatric patients. Am J Dis Child, 1983; 137(6):595~597

8. Godfrey S. Bronchoscopy in childhood. Br J Dis Chest, 1987; 81(3):225~231

9. Roth AG, Wheeler M, Stevenson GW, Hall SC. Comparison of a rigid laryngoscope with the ultrathin fibreoptic laryngoscope for tracheal intubation in infants. Can J Anaesth, 1995; 42(8):747~748

10. Hasan MA, Black AE. A new technique for fibreoptic intubation in children. Anaesthesia, 1995; 50(7):659~660

11. Wood RE. Flexible bronchoscopy in infants. Int Anesthesiol Clin, 1992; 30(4): 125~132

12. Wood RE, Azizkhan RG, Lacey SR, et al. Surgical applications of ultrathin flexible bronchoscopes in infants. Ann Otol Rhinol Laryngol, 1991; 100(2):116~119

13. Wood RE, Pick JR. Model systems for learning pediatric flexible bronchoscopy. Pediatr Pulmonol, 1990; 8(3):168~171

14. Weiss M, Schwarz U, Dillier CM, et al. Teaching and supervising tracheal intubation in paediatric patients using videolaryngoscopy. Paediatr Anaesth, 2001; 11: 343~348

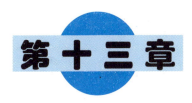

纤维支气管镜在胸科麻醉肺隔离中的应用

肺隔离(separation of the two lungs)是指在支气管水平将两侧肺通气径路分隔开的麻醉技术。在胸科手术麻醉时,这种技术可使健侧肺免受患侧肺分泌物或血液的污染,当患侧肺和支气管开放时仍能保证对健侧肺的有效通气,还可以使患侧肺较快地萎陷,提供清晰的术野,并且能根据病情需要对两侧肺进行不同的通气模式,既方便手术医生的操作,又保障了患者的安全。所以,肺隔离技术极大地促进了胸科手术的发展,特别是微创胸腔手术的顺利进行。

肺隔离技术可分成三种方法,包括支气管阻塞法、单腔支气管导管法和双腔支气管导管(double-lumen endobronchial tube,DLT)法。纤维支气管镜(Fibreoptic bronchoscopy,FOB)有助于支气管阻塞物、支气管导管或DLT管端准确对位,是肺隔离技术成功的保证。

第一节　双腔支气管插管与管端定位

1. DLT的基本结构

DLT的结构如图13-1所示。导管内有约1 mm的中隔,将导管分成左右两个横截面呈D形的管腔,即气管腔和支气管腔。导管中上1/3交界处呈75°垂直方向弯曲,相当于从口腔至咽喉腔的弯曲弧度。导管气管腔开口上方有气管套囊,置管后位于气管中下段,支气管套囊位于支气管内。气管腔开口正好朝向同侧支气管开口。

支气管套囊能置入左支气管的为左DLT,能置入右支气管的为右DLT。一些导管在支气管腔的管壁上有隆突钩(carinal hook),可以骑跨在气管隆突上,利于导管正确

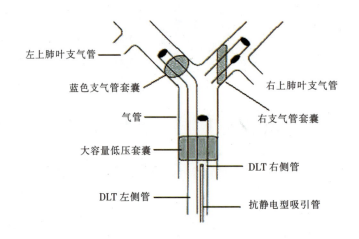

左上肺叶支气管

蓝色支气管套囊

气管

大容量低压套囊

右上肺叶支气管

右支气管套囊

DLT 右侧管

DLT 左侧管

抗静电型吸引管

图13-1　DLT结构示意图

到位。右DLT支气管腔远端有一侧孔,需对准右上肺叶开口。

　　由于DLT两个管腔可分别进行不同的通气模式,呼末气道正压、持续气道正压、纤维支气管镜检查或抽吸分泌物可同时进行,功能多样,是目前进行肺隔离和支气管内麻醉最常用的器械。

　　2. DLT的分类

　　(1) 根据导管前端置入的支气管分为左DLT和右DLT。

　　(2) 根据导管有无隆突钩分为有隆突钩DLT, 如Carlens DLT和White DLT (图13-2),和无隆突钩DLT,如Robertshaw 系列的各种DLT(图13-3)。

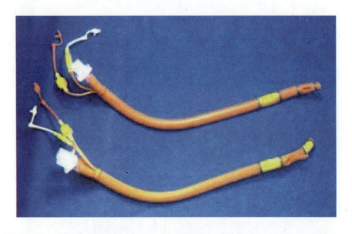

图13-2　橡胶制有隆突钩DLT,上为White DLT,下为Carlens DLT

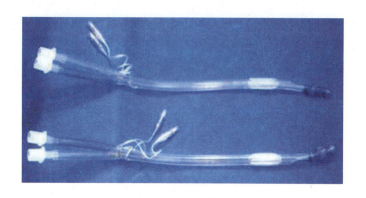

图13-3 聚氯乙烯材料无隆突钩DLT，上为右DLT，下为左DLT

（3）根据制造材料分为橡胶类（如：Rüsch、Phoenix等）和聚氯乙烯类（如：Mallinck-rodt、Sheridan、Portex等）。

Carlens、White及Robertshaw DLT的原型是用红色塑型橡胶表面覆盖乳胶制成，热压成形后管体及支气管端的角度稳定不变，反复使用时需经过清洁和消毒，难以避免交叉感染。

用聚氯乙烯材料制造的DLT，早期仅是无隆突钩类导管，以后亦有厂家生产有隆突钩的导管（图13-4）。透明的管腔可连续观察呼吸水雾气的变化和每侧肺分泌物的性状，导管内还配有用于塑形的金属管芯。支气管腔为蓝色，使用FOB定位时，支气管套囊醒目的蓝色可作为识别标志。每个管腔的末端有一圈不透X射线的黑线，供阅读X光片时作为辨认标志。相同型号聚氯乙烯DLT的内径比橡胶类DLT稍大。此类导管目前在临床上应用广泛。

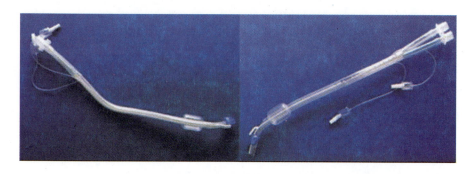

图13-4 聚氯乙烯材料有隆突钩DLT，右为右DLT，左为左DLT

（4）根据导管外径，各种厂牌DLT的型号按法制号（Fr）可以分为 Fr35、Fr37、Fr39 和 Fr41 四种；Phoenix DLT的"大号"（large）为 Fr45，"中号"（medium）为Fr39，"小号"

(small)为Fr35,"最小号"(extra small)为 Fr30。Mallinckrodt DLT具有左侧 Fr32和Fr28。

3. FOB型号与DLT型号之间的关系

镜体外径为5.6 mm的FOB不能通过任何型号DLT的管腔。外径为4.9 mm的FOB容易通过Fr41 DLT,涂抹润滑剂后较易通过Fr39 DLT,涂抹大量润滑剂并用力推进可勉强通过Fr37 DLT,但不能通过Fr35 DLT。外径为3.6和4.2 mm的FOB可通过Fr35及以上所有厂牌的DLT管腔,而且镜头的活动空间较大,易于观察和调整。

4. DLT插管操作

在使用DLT管插管前,要检查管腔、套囊的完整性。在导管远端涂抹润滑软膏可预防套囊被牙齿碰破。

(1) 喉镜明视插管法

1)有隆突钩导管插管法:插管时声门需暴露清晰,Carlens DLT通过声门之前,先将左管腔管端指向会厌(向上),隆突钩指向咽后壁(向下)的位置,管端通过声门后,将导管逆时针方向旋转180°(亦有主张顺时针方向旋转180°者,但操作并不方便),使隆突钩指向声门前端(向上),推进导管使隆突钩通过声门后立即将导管顺时针方向旋转90°,使左管腔管端和隆突钩分别指向左和右主支气管。继续推进导管至遇到阻力为止,表明隆突钩已骑跨在气管隆突上,此时左管腔管端已进入左主支气管。分别向两个套囊注气后,判断两侧肺隔离无误,即可固定导管。White DLT插管方法与 Carlens DLT类似,但两次旋转的方向正好相反。导管端通过声门前先将右管腔管端指向会厌(向上),隆突钩指向咽后壁(向下),管端通过声门后,将导管顺时针方向旋转180°(亦有主张逆时针方向旋转180°者,但操作亦不方便),使隆突钩指向声门前端(向上),推进导管使隆突钩通过声门后立即将导管逆时针方向旋转90°,使隆突钩和右管腔管端分别指向左和右主支气管,继续推进导管至遇到阻力为止,提示隆突钩已骑跨在气管隆突上,此时右管腔管端已进入右主支气管。

2)无隆突钩导管插管法:插管方法与普通单腔气管导管基本相同。声门暴露清晰后,左DLT通过声门之前,先将左管腔管端指向会厌(向上)(图13-6a),管端通过声门后,将导管逆时针方向旋转90°,使左管腔管端指向左主支气管(图13-6b),继续推进导管至管端到位(图13-6c)。右DLT插管时的旋转方向正好相反。因无隆突钩限制,管端错位率较高,插管后最好用FOB定位。

(2) FOB引导插管法

需用FOB引导DLT插管的指征:① 麻醉诱导后无法用咽喉镜暴露声门,甚至无法窥见会厌者,插管状态评估属于Mallampatis试验Ⅳ级或Cormack分级Ⅲ ~ Ⅳ级;② 左DLT前端进入右主支气管,徒手调整后管端仍无法进入左主支气管;③ 导管需要通过

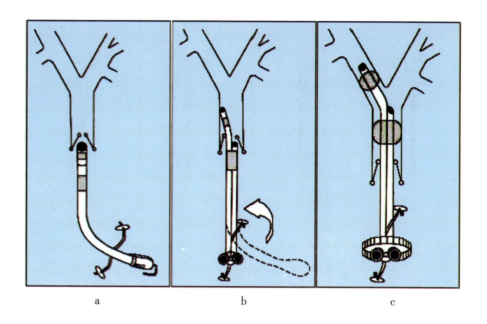

a 端口指向会厌,管端通过声门;b 将导管逆时针旋转90°,使左侧管端指向左主支气管;

c 推进导管至管端到位

图13-6　无隆突钩左DLT插管步骤

存在病变的气道,如胸主动脉瘤压迫造成左主支气管狭窄,或气道内有新生物。

用FOB引导插管时应选用无隆突钩DLT,无需在管端通过声门时进行两次旋转。为了增加插管成功率,操作者必须熟悉气管支气管树的正常解剖形态,持镜手法平稳,动作轻柔。由于DLT外径比单腔气管导管粗,应尽量选择外径较大的FOB行插管操作,以减少管腔与镜体之间的空隙,增加镜体的引导力量,使管端顺利地通过声门。

为上述指征①引导插管时,先将选定的DLT套在FOB上,助手将患者下颌向前下方托起,并张开口,操作者在FOB直视下,将镜端从口咽部插入到喉区,窥见会厌和声门时,将镜端插过声门,沿着FOB将DLT缓缓向前推进,当管端确定通过声门后,即可退出FOB。

当判定左DLT前端进入右主支气管时,可先将导管端退至气管隆突以上,将导管逆时针方向旋转约45°,并将头颈部向右倾斜,徐缓推进导管,管端可进入左主支气管。如上述调整无效,则将FOB插入DLT的左侧管腔(即支气管腔),在FOB直视下,将管端退到气管隆突上,看清左、右主支气管开口后,将FOB插入到左主支气管内,用FOB作支架即可将DLT管端推送入左主支气管(图13-7)。

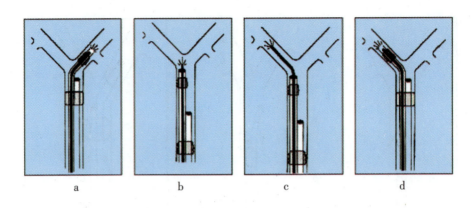

a FOB证实,左DLT左侧管误入右主支气管内;b 在FOB直视下,将误入右主支气管的左DLT管端退到气管隆突以上;c FOB插入左主支气管内;d 将DLT管端推送入左主支气管内

图13-7 FOB引导调整左DLT位置

为上述指征③引导插管时,可先以喉镜暴露,在明视下将DLT管端插入声门,再将FOB插入DLT的长管腔中,直视下将DLT管端徐缓推进通过气道病变或狭窄区。

5. FOB下无隆突钩DLT定位

国内外研究均表明,听诊认为管端已在最佳位置后,经FOB检查证实听诊法错位率达50%以上,其中右DLT管端错位率比左DLT更高。由于右上肺叶的呼吸音可以从同侧的下肺叶传导或由对侧肺经纵隔传导,而且右上肺叶开口可发生变异,单凭听诊几乎无法诊断出右上肺叶支气管开口阻塞引起的右上肺呼吸音减弱甚或消失,导致管端过深。DLT管端位置过深可插入下肺支气管内,单侧肺通气时,上肺无法通气,形成单肺叶通气状态。由于有效肺通气面积锐减,立即产生明显低氧血症和CO_2蓄积。因此,调整DLT管端处于最佳通气位置,是保证单侧肺通气和肺隔离安全的先决条件。利用FOB能在直视下动态地对DLT管端进行有效地调整。因此,早在1986年,Smith和Benumof就已强调应使用FOB对DLT管端进行定位。

FOB行DLT管端定位的步骤见图13-8。

插入左DLT者,先将FOB插入右管腔,在管腔开口处可以见到气管软骨、气管隆突、右主支气管开口,已充气的支气管套囊全部或大部分在左主支气管内,管腔远端开口一般位于隆突上方1~2 cm处(图13-9a)。然后将FOB插入左管腔,在端孔处可以见到左主支气管,左上、下肺叶支气管开口和支气管隆突,管端距支气管隆突2.5 cm左右。(图13-9b)。

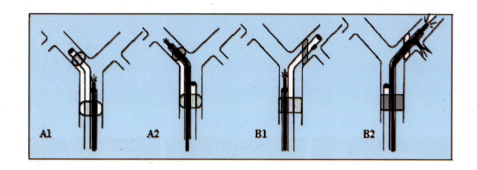

图13-8 FOB行DLT管端定位示意图

A1 FOB从左DLT右管腔置入,在导管开口处可见右支气管开口、气管隆突以及DLT的支气管套囊全部或大部分在左主支气管内。A2 FOB从DLT左管腔置入,可见到左上、下叶支气管开口及支气管隆突。B1 FOB从右DLT左管腔置入,在导管开口处可见左支气管开口、气管隆突以及DLT的支气管套囊全部或大部分在右主支气管内。B2 FOB从DLT右管腔置入,可见到右中间段支气管、支气管隆突、右中、下叶支气管开口,将FOB稍退出,通过侧孔可见到右上叶支气管开口

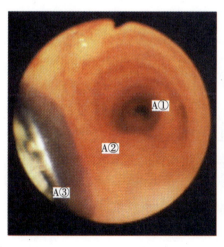
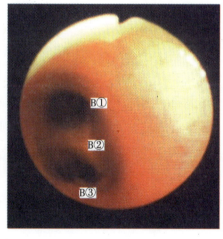

a   b

A① 右主支气管开口;A② 气管隆突;A③ 插入左主支气管内的左DLT套囊
B① 左上肺叶支气管开口;B② 支气管隆突;B③ 左下肺叶支气管开口

图13-9 Mallinckrodt Fr41左DLT管端位置正确

165

插入右DLT者，先将FOB插入左管腔，在管腔开口处可以见到气管软骨、气管隆突、左主支气管开口，已充气的支气管套囊全部或大部分位于右主支气管内（图13-10a）。然后将FOB插入右管腔，在导管端孔处可以见到右中间段支气管，其前方可见右中、下叶支气管开口和支气管隆突（图13-10b）。沿着不透射线的黑线标志，找到导管侧孔，通过侧孔可以见到呈品字型的右上叶支气管开口（图13-10c）。

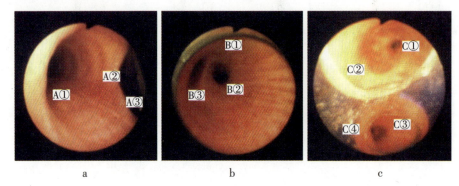

A① 左主支气管；A② 气管隆突；A③ 插入右主支气管内的右DLT套囊

B① 右管腔端孔；B② 右下叶支气管开口；B③ 右中叶支气管开口

C① 右上肺叶支气管开口；C② 右管腔侧孔；C③ 右中间段支气管；C④ 右管腔端孔

图13-10　Mallinckrodt Fr 41右DLT管端位置正确

如果上述各部位未能窥视清晰，说明导管有错位现象，可以在FOB直视下调整管端位置，直到定位满意。由于头部的屈伸活动可影响DLT管端的位置，头部屈曲可能造成管端过深，引起上肺叶堵塞，头后仰会导致支气管端脱出隆突，使肺隔离失败；从仰卧位变成侧卧位、牵拉肺门、隆突或支气管的手术操作都可能使管端移位，转动腋窝可能令10岁小儿的右主支气管完全阻塞，因此改变体位后和术中可根据脉搏氧饱和度、呼吸道吸气峰压、肺顺应性、呼气末二氧化碳分压或支气管套囊压力的变化，随时用FOB检查，以确保整个手术过程管端都能处在最佳位置状态。

6. DLT管端错位的常见原因和FOB下所见

DLT管端错位会引起非术侧肺通气障碍或术侧肺萎陷不全，甚至造成张力性气胸，脓血、肺灌洗液污染非术侧肺，但通过FOB检查多数能将导管调整到正确位置。

（1）置管过深

选用型号偏细的DLT容易发生置管过深。左DLT置管过深时管端可处在左下肺叶支气管开口处，甚至管端已置入左下肺叶支气管内，充气的支气管套囊将堵塞左上肺叶支气管开口，气管套囊则堵塞部分右主支气管开口。FOB从左侧管插入，在导管端孔见到左下肺叶支气管开口，管壁外可见左上肺叶支气管开口和支气管隆突（图13-11a）。

FOB插入右管腔，可以见到管腔远端开口与气管隆突非常接近，透过导管壁隐约可见右主支气管开口，在左主支气管内未能看见已充气的蓝色支气管套囊(图13-11b)。

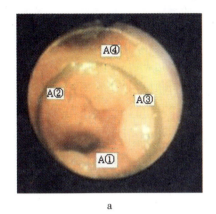 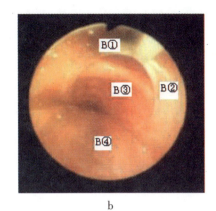

a　　　　　b

A① 左上肺叶支气管开口；A② 左管腔端孔和支气管隆突；A③ 黏稠分泌物；A④ 左下肺叶支气管开口

B① 右主支气管开口；B② 右管腔开口；B③ 气管隆突；B④ 插入左主支气管内的左DLT

图13-11 Mallinckrodt Fr41左DLT管端位置过深

右DLT置管过深时管端可进入右下叶支气管内，支气管套囊堵塞右上叶支气管开口，气管套囊堵塞部分左主支气管开口，造成单侧肺通气时肺泡通气面积减少，容易发生缺氧。FOB从左管腔插入，在管腔开口处见到左主支气管开口、隆突和插入右主支气管内的右DLT，未能看见蓝色的支气管套囊(图13-12a)。FOB从右管腔插入，在导管端孔可以见到右中间段支气管，有时可见支气管隆突，在侧孔处仅见支气管壁(图13-12b)。

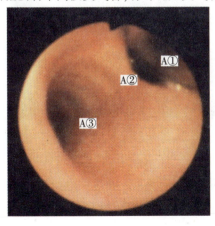 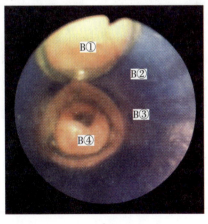

a　　　　　b

A① 插入右主支气管内的右DLT；A② 气管隆突；A③ 左主支气管开口

B① 支气管壁；B② 右管腔侧孔；B③ 右管腔端孔；B④ 右中间段支气管

图13-12 Mallinckrodt Fr41右DLT管端位置过深

DLT的两个管腔同时进入一侧主支气管内是比较少见，并能通过听诊法判断的。以左DLT为例，当两个管腔同时进入左主支气管时，通过Y型接头连接麻醉机作手控双肺通气，听诊仅左肺存在呼吸音，右肺呼吸音消失，而且呼吸道吸气峰压较高。此时应把FOB插入右管腔，引导导管退出，直到在右管腔开口处见到气管隆突、右主支气管开口，已充气的支气管套囊出现在左主支气管开口之下为止。

（2）置管过浅

选用过粗的DLT往往在管端未进入（或刚进入）主支气管时已无法继续向前推进，使导管不能正确到位。尽管选用导管适宜，管端进入主支气管不够深，充气的支气管套囊可将管端"挤出"主支气管或部分堵塞对侧主支气管开口。置管过浅时管端容易发生脱位，失去肺隔离的作用。

左DLT置管过浅时，FOB插入右管腔，在管腔开口处可见已充气的蓝色支气管套囊大部分膨出左主支气管外，覆盖了气管隆突，甚至部分堵塞右主支气管开口。FOB插入左管腔，可见管端距支气管隆突较遥远，若支气管套囊注气量过多，压力过大，镜下可发现左管腔受压狭窄。

右DLT置管过浅时，FOB从左管腔插入，在管腔开口处见到左主支气管开口、气管隆突，插入右主支气管内的支气管导管套囊大部分膨出右主支气管外（图13-13a）。FOB从右管腔插入，在导管端孔见到右中间段支气管和右上叶支气管开口，在侧孔处仅见支气管壁（图13-13b、c）。

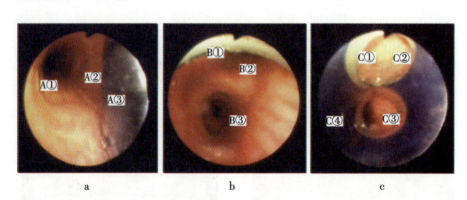

a   b   c

A① 左主支气管开口；A② 气管隆突；A③ 插入右主支气管内的右DLT的支气管套囊

B① 右管腔端孔；B② 右上叶支气管开口；B③ 右中间段支气管

C① 右管腔侧孔；C② 支气管壁；C③ 右管腔端孔；C④ 右中间段支气管

图13-13 Mallinckrodt Fr41右DLT管端位置过浅

（3）右DLT管端发生旋转

置入右DLT尽管深度合适，但因导管的支气管端发生旋转，使其侧孔无法与右上叶支气管开口对准而造成管端错位。Sheridan右DLT的支气管套囊是双囊式,如置管深度合适,尽管管端发生旋转亦不会引起右上肺叶通气障碍。其他类型导管管端旋转达90°时,侧孔两侧的支气管套囊正好阻塞右上叶支气管开口,阻断右上肺叶通气。

　　FOB从左管腔插入,与导管正位的所见一致。FOB从右管腔插入,在导管端孔处见到右中间段支气管开口,在侧孔处仅见支气管壁(图13-14a)。将导管旋转一定角度后,在端孔处仍可以见到右中间段支气管开口,在侧孔处可以见到右上叶支气管开口(图13-14b)。

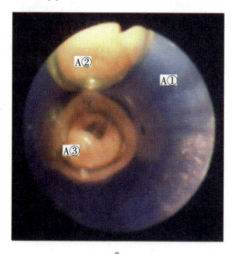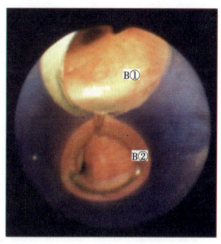

A① 右管腔侧孔; A② 支气管壁; A③ 右中间段支气管

B① 右上叶支气管开口; B② 右中间段支气管

图13-14 Mallinckrodt Fr41右DLT管端位置旋转

　　(4) 左DLT管端误入右主支气管

　　因解剖变异或右肺病变使纵隔发生移位、或左上肺病变牵拉左主支气管时,左主支气管与气管的夹角可加大到55°以上,左DLT管端容易滑入右主支气管。聚氯乙烯左DLT管端误入右主支气管的发生率比橡胶类DLT明显高。对左管腔通气,左肺听诊无呼吸音,仅右肺可闻呼吸音。

　　FOB从左管腔插入,在导管端孔处见到右中、下叶支气管开口和支气管隆突(图13-15a)。FOB从右管腔插入,在管腔开口处仅见支气管壁,未见气管隆突、左主支气管开口和蓝色支气管套囊(图13-15b)。此时应将FOB插入左管腔,使导管端退到气管隆突上,见到左、右主支气管开口和气管隆突(图13-15c)。然后把FOB送入左主支气管内,引导左DLT顺着FOB置入左主支气管内,直到从导管端孔见到左上、下叶支气管开口和支气管隆突为止(图13-15d)。

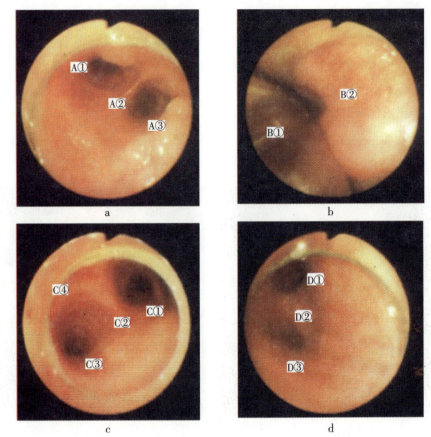

A① 右中叶支气管开口；A② 支气管隆突；A③ 右下叶支气管开口

B① 导管支气管端；B② 支气管壁

C① 右主支气管开口；C② 气管隆突；C③ 左主支气管开口；C④ 导管端孔

D① 左下肺叶支气管开口；D② 支气管隆突；D③ 左上肺叶支气管开口

图13-15　Mallinckrodt Fr41左DLT管端误入右主支气管

（5）右DLT管端进入了左主支气管

这种情况较少见。其原因是导管型号选择稍偏粗,正常情况下能够顺利插入右主支气管。但在插管过程中有时气管套囊通过声门稍显受阻,反复将导管逆时针旋转,使管端指向左侧。当将导管继续向下送入时,管端有可能滑入左主支气管内。对右管腔通气,右肺听诊无呼吸音,仅左肺可闻呼吸音。

FOB从右管腔插入,在导管端孔处见到左上、下叶支气管开口和支气管隆突,在侧孔处仅见支气管壁。FOB从左管腔插入,在管腔开口处仅见支气管壁,未见气管隆突、右主支气管开口和蓝色支气管套囊。此时应将FOB插入右管腔,使导管端退到气管隆突上,见到左、右主支气管开口和气管隆突。然后把FOB送入右主支气管内,引导右DLT顺着FOB置入右主支气管内,直到从导管端孔见到右中间段支气管,右中、下叶支气管开口和支气管隆突,通过导管侧孔见到右上叶支气管开口为止。

(6) 右上叶支气管开口位置异常

正常右上叶支气管开口位于距隆突2 cm左右的右主支气管壁上,存在先天性解剖异常时此开口距隆突可不足2 cm,或直接开口在气管壁上。置入右DLT尽管"深度合适",但导管支气管端的侧孔无法与右上叶支气管开口对准,使右侧单肺通气时缺少右上肺叶的气体交换。若左DLT置管过深,其气管套囊和支气管套囊会分别堵塞右上肺叶和左肺上叶。若这类患者需要进行左肺手术,可选择支气管堵塞法行肺隔离。

7. DLT拔管困难的处理

困难气道患者可能经过反复多次插管,造成声门水肿,术毕拔管时应谨慎。预计需要在ICU继续行机械通气的患者,可保留DLT,或使用导管转换器(tube exchanger)把DLT更换成单腔气管导管。

在单腔气管导管表面涂抹润滑剂,并选择与DLT型号匹配的导管转换器,插入DLT的一侧管腔后,退出DLT,然后沿导管转换器把单腔气管导管送入气道内,退出导管转换器。也可把单腔气管导管套在FOB上,助手将患者下颌向前下方托起,并张开口裂,操作者在FOB直视下,沿导管转换器将镜端插过声门,把导管缓缓向前推进,当管端确定通过声门后,即可退出FOB和导管转换器。由于单腔气管导管较DLT短,操作过程中,应根据导管转换器上的刻度,注意单腔管的插入深度。使用Rapi-fit转换接头连接导管转换器可以在导管更换期间保证患者的通气。

另外,术前插管操作顺利的患者在术毕拔出DLT时出现牵拉性阻力感,应立即停止退管,探明原因,排除导管的支气管腔管端被缝扎到支气管上,如果FOB下发现管端有缝线穿过,应采取相应措施,必要时需开胸探查。

8. 使用FOB对DLT定位的并发症和注意事项

(1) 在FOB定位期间不能保证有效的机械通气,造成通气不足和低氧血症。因此,定位操作时间应控制在30 s以内,并严密监测患者的脉搏氧饱和度。

(2) 如果从螺纹管Y型接头前方肘状连接器上的自封式橡胶隔膜处插入FOB作管端定位,镜体退出后,应注意该膜的形态有否断裂,以防隔膜碎片被推到气管树内。

(3) 操作手法粗鲁,在调整管端位置时损伤气管支气管黏膜。

(4) FOB清洗消毒技术不过关,造成交叉感染或消毒液直接损伤气道黏膜。

因此,必须制定严格的操作规程,避免上述并发症。在FOB检查操作时,不应移动患者、不应插入胃管或放置中心静脉导管等。

9. 使用DLT的并发症

使用DLT常见的并发症为气道损伤,可导致皮下气肿、纵隔气肿、气胸和循环不稳定。为避免发生气道损伤和气道破裂的严重并发症,应认真采取预防措施,属于DLT相对禁忌证的患者应避免冒险试插,包括麻醉前沿DLT插管径路已有气道损伤、气管支气管严重畸形、狭窄或扭曲、经口明视插管困难、管端不能正确到位,以及饱胃或高危状态的患者等。对于禁忌使用DLT的患者,可采用支气管阻塞法或单腔支气管导管法行肺隔离。

10. 使用DLT的注意事项

全脏器反位患者行胸科手术时,因其左肺由三个肺叶组成,应选择右DLT插入左主支气管,在FOB下观察侧孔与左上肺叶开口的对位情况,而左DLT则应插入右主支气管。

已行气管切开的患者可采用Sheridan Broncho-Trach DLT作肺隔离。为了适应明显缩短的上气道,该导管总的长度缩短了18 cm。在靠近气管套囊近端约2.5 cm处有90°的弯曲度,使导管与颈部保持一个较好的角度。导管的标准接头与气管套囊的距离也缩短了12 cm。但导管的其他结构与标准的聚氯乙烯Sheridan DLT一致。

第二节　支气管阻塞法的应用进展

将网纱棉球或顶端有特殊型号气囊的导管置入主支气管腔内以阻塞气道,达到两侧肺隔离的目的。尽管这种方法使用简单、价格较低,但其固有的不足限制了它的使用。而Univent支气管堵塞导管和Arndt钢丝引导支气管内堵塞器的面世,使支气管阻塞法成为DLT的较好替代方法。

1. 以Fogarty栓子取出导管堵塞支气管的方法

Fogarty栓子取出导管是过去常用的支气管阻塞器,其管端带有一个高压低容量套囊,管腔内配有管芯,可对管端塑型,有助于导管通过声门进入一侧主支气管。该导管的管端比较柔软,对气道黏膜的刺激和损伤较小,禁忌使用DLT的大咯血患者、解剖变异或气道畸形者、急性支气管胸膜瘘患者、困难气道、经鼻插入单腔气管导管者、已行气管切开的患者可考虑采用Fogarty导管堵塞支气管。

以喉镜暴露声门,行单腔气管导管插管。然后在单腔气管导管旁,在FOB直视下将Fogarty导管套囊置入术侧主支气管内,根据不同的支气管内径,向套囊充气0.5～10 ml,以堵塞患侧支气管达到肺隔离的目的。单腔气管导管则用于非术侧肺通气。操作完成,退出FOB后,将气管导管和Fogarty导管分别固定。Fogarty导管也可在FOB引导下,经单腔气管导管内置入,此时可利用DLT的Y型接头,把Fogarty导管固定在单腔导管腔内(图13-16)。在患者改变体位后,应以FOB对Fogarty导管重新定位。

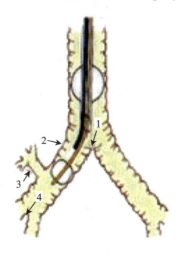

1 气管隆突;2 右主支气管开口;3 右上肺叶支气管开口;4 右中间支气管

(引自:Campos JH. An update on bronchial blockers during lung separation techniques in adults. Anesth Analg, 2003,97:1268.)

图13-16　Fogarty 导管置入操作示意图

当Fogarty导管套囊进入右主支气管,并对套囊充气后,通常会堵塞右上肺叶开口,FOB下观察套囊近端位于气管隆突水平或以下, 可保证右肺被隔离 (图13-17a)。而Fogarty导管套囊进入左主支气管后,FOB下观察套囊近端距离气管隆突10 mm左右,表明管端位置正确(图13-17b)。

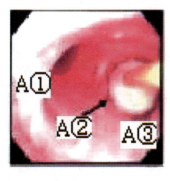
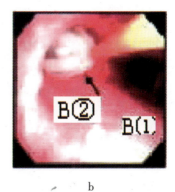

a　　　　　　　　　　　　b

A① 左主支气管开口;A② 气管隆突;A③ 插入右主支气管内的Fogarty导管套囊

B① 右主支气管开口;B② 插入左主支气管内的Fogarty导管套囊

图13-17　纤维支气管镜下Fogarty导管置入一侧支气管

虽然此法能达到有效的两侧肺隔离,但肺隔离建立后,只能进行非术侧肺的单肺通气,且难以吸引清除术侧肺的分泌物和血液。术中对肺叶牵拉或挤压造成肺门移位时,阻塞导管有可能脱出主支气管进入气管,失去双侧肺相互密闭状态。由此可发生两种严重并发症,其一,如果支气管阻塞是为了隔离术侧肺的分泌物和血液,阻塞导管脱出后非术侧肺将会受到感染扩散及血块堵塞;其二,气管会被脱出的阻塞导管气囊部分或全部堵塞,影响通气。另外,该导管由乳胶制成,禁用于对乳胶过敏的患者。所以,Fogarty导管已逐渐为Univent支气管堵塞导管和Arndt钢丝引导支气管内堵塞器所替代。

2. Univent支气管堵塞导管的临床应用

1985年Kamaya等设计出新型支气管阻塞管,即Univent支气管堵塞导管,其外型与普通单腔气管导管相似,但前后径大于左右径。在内径 6.0～9.0 mm的聚合硅单腔管的壁上有一条凹槽,内嵌一条内径 2 mm 前端有大容量低压套囊的支气管堵塞器。堵塞器可以在凹槽内滑动,向前推进时堵塞器套囊端可距单腔管管端 8～10 cm,堵塞一侧主支气管行肺隔离,置入堵塞器时一直能保持有效通气。可以通过中空的堵塞器对术侧肺进行吸引、灌洗和供氧。当将套囊中的气抽空时,亦可将堵塞器抽入单腔管管壁内,在麻醉恢复室或ICU行双肺机械通气 (图13-18a、b)。新近推出的Torque Control Blocker Univent 导管,其支气管堵塞器在单腔管凹槽内滑动更自如,可控性更高,并有内径为3.5 mm或4.5 mm的小儿型号。

盲插Univent导管的支气管堵塞器,进入右主支气管的几率近100%,而且容易造成管端过深或错位,使肺隔离失败或堵塞气管。因此,建议使用FOB引导插入堵塞器,并在单肺通气期间随时准备用FOB定位。

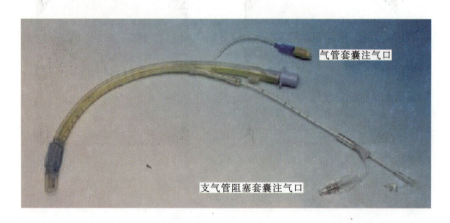

气管套囊注气口

支气管阻塞套囊注气口

图13-18a　Univent 支气管堵塞导管。阻塞管抽入导管壁内

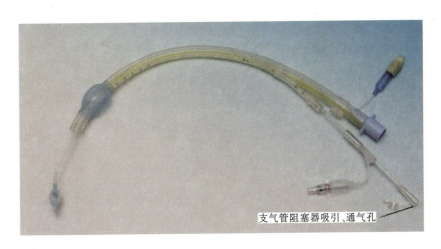

支气管阻塞器吸引、通气孔

图13-18b 套囊已充气的Univent阻塞管送出到气管导管管端外

（1）Univent支气管堵塞导管的优点和适应证

Univent支气管堵塞导管的插管难度与单腔气管导管相同，作为DLT的替代产品，堵塞器可对一侧肺作不同的通气模式，包括氧气吹入、持续正压通气、高频喷射通气，也可以在同一手术中隔离双肺的不同部位，选择性地萎陷单侧肺或某一肺叶。尤其适用于儿童、抗凝治疗、肺出血、困难气道、肿瘤转移需要进行双侧肺叶多个楔形切除、胸骨正中切开术、食管手术、肺叶袖状切除术、需要进行左肺手术的右上肺叶开口异常者、DLT插入失败者、预计术后需要继续机械通气或存在返流误吸者。

（2）Univent支气管堵塞导管的插管操作

插管前，在支气管堵塞器表面涂抹润滑剂，并使堵塞器退回气管腔内。麻醉诱导后将Univent支气管堵塞导管插入气管，行机械正压通气（图13-19a）。然后从螺纹管 Y型接头前方肘状连接器上的自封式橡胶隔膜处插入FOB，观察左、右主支气管的位置（图13-19b）；旋转Univent管，使其凹槽朝向拟堵塞的支气管侧（图13-19c）；在FOB直视下将堵塞器前端推入该支气管内（图13-19d）。向堵塞器套囊中注气 4～8 ml，刚好封闭主支气管；注气2 ml则可堵塞肺叶的段支气管（图13-19e）。退出FOB后将堵塞器固定在Univent单腔管壁上（图13-19f）。

FOB引导Univent 支气管堵塞器插入左主支气管时，堵塞器套囊近端正好位于气管隆突下，进入左主支气管5 mm以上（图13-20）；单腔管远端距离气管隆突至少1 cm。

由于右主支气管长度较短，支气管堵塞器放置过深容易阻塞右上肺叶开口，而且向堵塞器套囊注气后，难以使用FOB观察套囊是否堵塞右上肺叶开口，因此在堵塞器送入右主支气管前， 在镜下判断右上肺叶开口位置与隆突的距离尤为重要 （图13-21）。操作者可根据右上肺叶开口的位置决定堵塞器的插入深度，在保证封闭右主支气管的前提下,堵塞器套囊可部分膨出右主支气管外(图13-22)。

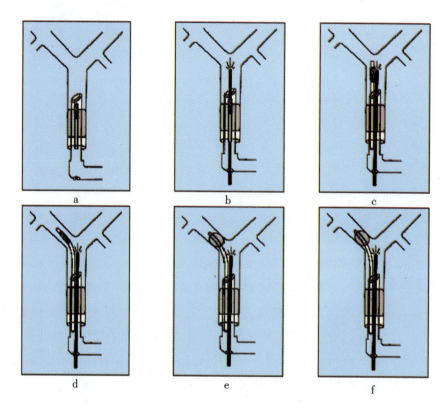

a 将Univent支气管堵塞导管插入气管内;b 从Y型接头肘状连接器上的自封式橡胶隔膜处插入FOB,观察左、右主支气管的位置;c 旋转Univent管,使其凹槽朝向拟堵塞的支气管侧;d 在FOB直视下将堵塞器前端推入该支气管内;e 向堵塞器套囊中注气 4~8 ml,封闭主支气管;f 退出FOB后将堵塞器固定在Univent导管壁上

图13-19 Univent 支气管阻塞器置入法

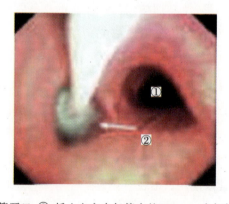

① 右主支气管开口;② 插入左主支气管内的Univent 支气管堵塞器套囊

图13-20 Univent 支气管堵塞器插入左主支气管正确到位

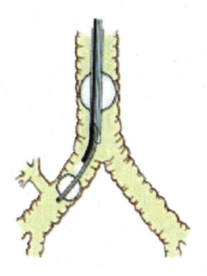

图13-21　Univent 支气管堵塞器插入右主支气管示意图

（引自：Campos JH. An update on bronchial blockers during lung separation techniques in adults. Anesth Analg, 2003;97:1268）

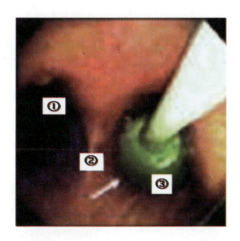

① 左主支气管开口；② 气管隆突；③ 插入右主支气管内的Univent 支气管堵塞器套囊

图13-22　Univent 支气管堵塞器插入右主支气管正确到位

　　需要进行左肺手术的右上肺叶开口异常患者，可在FOB直视下把堵塞器插入左主支气管，但为了不影响手术操作，套囊不可送入过深，在保证封闭左主支气管的前提下，套囊可部分膨出左主支气管外。然后行右侧单肺通气。

　　（3）Univent支气管堵塞导管的缺点

　　由于堵塞器的中空导管内腔较小，肺萎陷时间较长，而且容易被黏稠的分泌物或血块堵塞，使吸引不畅。体位改变或手术牵拉肺组织时可以发生堵塞器移位、脱出或扭曲,使肺隔离失败。因此,建议对堵塞器套囊抽气之后才改变患者的体位,并在FOB直视下注气,以防注气后套囊过深或脱出主支气管外。另外,该导管价格昂贵,堵塞器套囊内压力较高,限制了它的普及。

3. Arndt钢丝引导支气管内堵塞器的临床应用

1999年Arndt介绍一种新型支气管堵塞装置, 即钢丝引导支气管内堵塞器 (wire-guided endobronchial blocker,WEB)。WEB是用不透放射线塑胶材料制成的DLT (图13-23),有Fr5、Fr7或Fr 9三种型号,两个腔的内径分别为1.4 mm和0.4 mm。WEB前端有一个3 cm长的大容量低压套囊,经0.4 mm的腔向套囊充气使之膨胀。1.4 mm的腔内有尼龙导丝,通过Luer接头,导丝可从导管近端推到远端出口,形成直径约6 mm的柔软易曲的尼龙引导环, 导丝在接头内推进或退出可改变环的大小,FOB可牵引尼龙引导环,把WEB送入支气管内(图13-24、25)。将导丝完全拔出,该腔可用于吸引或单肺持续气道正压。Fr9 WEB前端的一个侧孔,有助于加速肺萎陷。

表7-1 不同型号Arndt钢丝引导支气管内堵塞器外型特征的比较

型 号(Fr)	长度(cm)	套囊形状	套囊充气容量(ml)	管端侧孔	能通过最小型号气管导管的内径(mm)
9	78或65	椭圆或球形	6～12或4～8	有	7.5
7	65	椭圆形	2～6	无	6.0
5	65或50	椭圆形	0.5～2.0	无	4.5

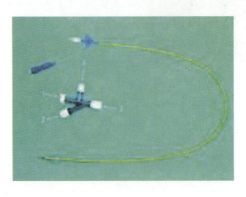

图13-23　Arndt 钢丝引导支气管内堵塞器

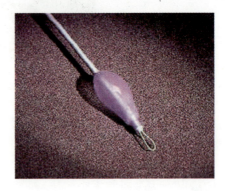

图13-24　WEB的尼龙引导环和已充气的套囊

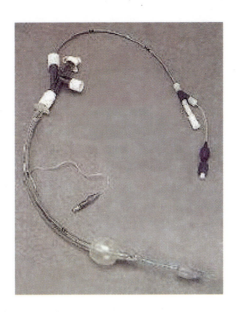

图13-25　Arndt 钢丝引导支气管内堵塞器置入单腔气管导管内,管端套囊已充气

特殊支气管镜接头(special bronchoscopy port,SBP)是有四个接口的中空体,能同时驳接FOB、WEB、螺纹管和气管导管。支气管镜口有标准塑胶密封帽,WEB口有可压缩隔膜的Tuoph-Borst阀,在放置时可锁定WEB并维持密封。WEB口与支气管镜口呈30°角,以利于支气管镜和WEB同时进入气管导管。机械通气口与麻醉机或呼吸机连接,使放置WEB时仍能继续维持呼吸(图13-26)。

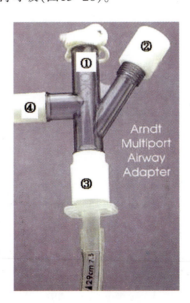

① FOB口;② WEB口;③ 气管导管接口;④ 机械通气口

图13-26　特殊支气管镜接头

（1）Arndt 钢丝引导支气管内堵塞器的优点和适应证

WEB是独立的操作器械，对于已经插入气管导管行机械通气的危重患者，无需更换导管，就能作肺隔离。

已行气管内插管的胸部创伤患者、经鼻插入单腔气管导管的张口受限患者、已行气管切开的患者、气道畸形或困难气道者、禁忌使用DLT者、DLT插入失败者、能插入内径4.5 mm以上单腔气管导管的儿童、肺出血、需要进行双侧肺叶多个楔形切除者、需要进行左肺手术的右上肺叶开口异常者、预计术后需要继续机械通气者，适合放置WEB行单肺通气。

（2）Arndt 钢丝引导支气管内堵塞器的插入操作步骤

用外径小于3.6 mm的FOB和SBP通过普通单腔气管导管放置WEB。放置WEB前，用润滑剂涂抹WEB、尼龙引导环和FOB。检查WEB套囊的完整性，把尼龙引导环调节到比FOB外径稍大的状态。选择能插入气管内的最大型号的单腔气管导管，建议成年患者尽量选择内径为8.0 mm以上的导管。以喉镜暴露声门，明视插入气管导管，确认导管进入气管内，把SBP驳接到气管导管并维持机械通气。经WEB口将WEB插入SBP，然后将FOB插入SBP，通过WEB的尼龙引导环，使两者连在一起。将FOB置入拟堵塞的支气管，推进WEB时套在FOB上的尼龙引导环将WEB带入支气管。当套囊近端完全进入支气管，即可直视下充胀套囊，注气5～8 ml可密封主支气管，注气2～3 ml可密闭段支气管，然后退出FOB。

椭圆套囊适用于堵塞左主支气管，球形套囊适用于堵塞右主支气管，可降低阻塞右上肺叶开口的机会(图13-27)。FOB下观察套囊进入支气管内5 mm以上可保证堵塞效果(图13-28a、b)。若想堵塞右中下肺叶，可在镜下推进堵塞器套囊至右中间支气管，使套囊刚好位于右上肺叶支气管开口以下(图13-28c)。仰卧位WEB定位完成后，建议抽出套囊内气体，并把WEB送入1 cm，避免在侧卧位时造成管端扭曲。在患者侧卧位时应再次以FOB观察套囊的位置，直视下重新充胀套囊。

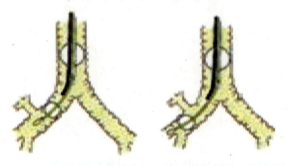

图13-27　Arndt钢丝引导支气管内堵塞器球形套囊插入右侧支气管

（引自：Campos JH. An update on bronchial blockers during lung separation techniques in adults. Anesth Analg, 2003;97:1269）

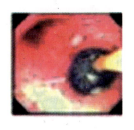 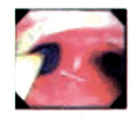 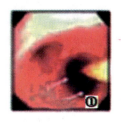

a　　　　　　　　　　　b　　　　　　　　　　　c

图13-28

a Arndt 钢丝引导支气管内堵塞器套囊插入右主支气管正确到位

b Arndt 钢丝引导支气管内堵塞器套囊插入左主支气管正确到位

c Arndt 钢丝引导支气管内堵塞器套囊插入右中间支气管正确到位，

①:右上肺叶支气管开口

　　需要进行双侧肺叶多个楔形切除者可把两个SBP连接到内径8.5 mm以上的气管导管，分别插入两根WEB，在FOB引导下，放置入左、右主支气管内(图13-29)。根据手术需要，先堵塞一侧主支气管，对侧WEB套囊暂不充气，行对侧单肺通气；待该侧手术结束后，抽出该侧WEB套囊气体，充涨对侧WEB套囊，堵塞对侧主支气管。

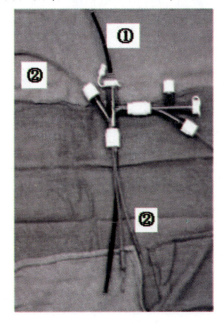

图13-29　连接两个特殊支气管镜接头，放置两根Arndt

钢丝引导支气管内堵塞器以及纤维支气管镜示意图

① 纤维支气管镜;② WEB

(引自:Culp WC Jr, Kinsky MP. Sequential one-lung isolation using a double Arndt bronchial blocker technique. Anesth Analg, 2004;99: 946)

术毕需要继续行机械通气时,应抽出WEB套囊的气体,把SBP和WEB一起退出气管导管。若套囊保持充气状态从SBP中拔出,容易撕破套囊,使套囊碎片落入气道内。

(3) Arndt钢丝引导支气管内堵塞器的缺点

与Univent支气管堵塞导管比较,WEB的内腔更小,肺萎陷所需时间更长,更难吸引分泌物或血块,管端更容易扭曲和错位。而且尼龙引导环导丝一旦拔出,就不能再次插入WEB的内腔,如果术中需要重新用FOB定位,只能更换新的WEB。

(4) 小儿使用Arndt钢丝引导支气管内堵塞器的注意事项

小儿以Fr5 WEB行肺隔离,操作步骤与成人相同,放置WEB后,在FOB直视下充胀套囊,达到密闭程度时,注气量一般在2 ml以下,切勿注气过多,以免套囊压迫支气管黏膜,造成气道损伤。文献报道使用WEB患儿的最小年龄为17个月。插入内径为4.5 mm单腔导管者应选择外径小于2.0 mm的FOB,插入内径5 mm以上的单腔导管者可选择外径为2.2或2.8 mm的FOB。

小儿SBP的支气管镜口相对镜体较大,在操作过程中容易出现漏气,引起通气量下降,所以在患儿改成侧卧位时才插入WEB,可减少FOB定位造成的通气不足。由于WEB堵塞小儿右主支气管容易脱出,建议把WEB送入左主支气管。术中出现气道峰值压力明显升高,呼气末二氧化碳分压明显下降,应怀疑堵塞器因手术牵拉操作而扭曲,需要马上用FOB检查WEB的位置。

综上所述,成人行胸科手术肺隔离多选择DLT。当插入DLT存在困难或危险时,应考虑采用单腔导管或支气管阻塞法。但无论选择何种方法行肺隔离,都必须准备带抽吸道的FOB,随时检查DLT、支气管堵塞器的位置,引导单腔导管或支气管阻塞导管置入一侧支气管,以及清除气道内的血液和分泌物。

(叶　靖　欧阳葆怡)

参考文献

1. Benumof JL. Anesthesia for thoracic surgery. 2nd Ed. London: W.B.Saunders Company；1995；330～389

2. Benumof JL. Airway management. Principles and practice. London: Mosby, 1996；412～443

3. Miller RD. Anesthesia. 6th Ed. New York: Churchill Livingstone, 2004；1847～1940

4. Ghosh S, Latimer RD. Thoracic anaesthesia: principles and practice. Oxford: Butterworth-Heinemann, 1999；50～72

5. Benumof J. Fibreoptic bronchoscopy and double-lumen tube position. Anesthesiology, 1986；65: 117～118

6. Araki K, Nomura R, Urushibara R, et al. Bronchial cuff pressure change caused by left-sided double-lumen endobronchial tube displacement. Can J Anaesth, 2000；47: 775～779

7. Campos JH. An update on bronchial blockers during lung separation techniques in adults. Anesth Analg, 2003；97: 1266～1274

8. Williams H, Gothard J. Jet ventilation via a Univent tube for sleeve pneumonectomy. Eur J Anaesthesiol, 2001；18: 407～409

9. Hagihira S, Takashina M, Mori T, et al. One-lung ventilation in patients with difficult airways. J Cardiothorac Vasc Anesth, 1998；12: 186～188

10. Baraka A. The Univent tube can facilitate difficult intubation in a patient undergoing thoracoscopy. J Cardiothorac Vasc Anesth, 1996；10: 693～694

11. Campos JH. Difficult airway and one-lung ventilation. Curr Rev Clin Anesth, 2002；22: 197～208

12. Takenaka I, Aoyama K, Kadoya T. Use of the Univent bronchial-blocker tube for unanticipated difficult endotracheal intubation. Anesthesiology, 2000；93: 590～591

13. Peragallo RA, Swenson JD. Congenital tracheal bronchus: the inability to isolate the right lung with a Univent bronchial blocker tube. Anesth Analg, 2000；91: 300～301

14. Arndt GA, Kranner PW, Rusy DA, et al. Single-lung ventilation in a critically ill patient using a fibreoptically directed wire-guided endobronchial bloker. Anesthesiology, 1999；90: 1484～1486

15. Arndt GA, Buchika S, Kranner PW, et al. Wire-guided endobronchial blockade in a patient with limited mouth opening. Can J Anaesth, 1999；46: 87～89

16. Campos JH, Kernstine KH. Use of the wire-guided endobronchial blocker for one-lung anesthesia in patients with airway abnormalities. J Cardiothorac Vasc Anesth, 2003；17: 352～354

17. Tobias JD. Variations on one-lung ventilation. J Clin Anesth, 2001；13: 35～39

18. Kabon B, Waltl B, Leitgeb J, et al. First experience with fibreoptically directed wire-guided endobronchial blockade in severe pulmonary bleeding in an emergency set-

ting. Chest, 2001; 120: 1399~1402

19. Prabhu MR, Smith JH. Use of the Arndt wire-guided endobronchial blocker. Anesthesiology, 2002; 97: 1325

20. Ho CYA , Chen CY, Yang MW, et al. Use of the Arndt wire-guided endobronchial blocker via nasal for one-lung ventilation in patient with anticipated restricted mouth opening for esophagectomy. Eur J Cardiothorac Surg, 2005; 28: 174~175

21. Culp WC Jr, Kinsky MP. Sequential one-lung isolation using a double Arndt bronchial blocker technique. Anesth Analg, 2004; 99: 945~946

22. Amar D, Desiderio DP, Bains MS, et al. A novel method of one-lung isolation using a double endobronchial blocker technique. Anesthesiology, 2001;95: 1528~1530

23. Rajan GRC. An improved technique of placing a coaxial endobronchial blocker for one-lung ventilation. Anesthesiology, 2000; 93: 1563~1564

24. Wald SH, Mahajan A, Kaplan MB. Experience with the Arndt paediatric bronchial blocker. Br J Anaesth, 2005; 94: 92~94

25. Yun ES, Saulys A, Popic PM, et al. Single-lung ventilation in a pediatric patient using a pediatric fibreoptically-directed wire-guided endobronchial blocker. Can J Anesth, 2002; 49: 256~261

26. Hammer GB, Harrison TK, Vricella LA, et al. Single lung ventilation in children using a new paediatric bronchial blocker. Paediat Anaesth, 2002; 12: 69~72

纤维支气管镜在麻醉科和重症监护病房的其他应用

纤维支气管镜从20世纪50年代开始应用于临床,在呼吸系统疾病的诊断和治疗方面发挥着举足轻重的作用,目前在麻醉科和重症监护病房(intensive care unit,ICU)的使用也日趋广泛。以下将分别介绍纤维支气管镜辅助喉罩通气道引导气管插管、辅助气管导管更换、辅助经皮扩张气管套管导入术、直视下清除气道内分泌物、取痰培养、引导放置胃管等技术。

第一节　纤维支气管镜辅助气管导管更换

因气管导管堵塞、套囊破裂或型号过细需要更换导管,或需要将经口气管插管换成经鼻插管时,用纤维支气管镜既可观察到原气管导管及气道内的情况,又可在最短时间内重新建立人工气道,减少缺氧对危重患者的影响,尤其适用于肥胖颈短、声门显露欠佳的困难气道者,或鼻衄、头颈部外伤、颈椎损伤、血液动力学不稳定者。

1. 纤维支气管镜辅助将经口气管插管更换成经鼻气管插管

需较长时间保留气管导管进行治疗的意识清晰患者,往往难以耐受气管导管对口咽部的刺激,需更换成经鼻气管内插管。直接经鼻腔盲探气管内插管的一次成功率仅39%,反复试插会延误抢救时机,并容易造成呼吸道黏膜损伤。利用纤维支气管镜引导更换成经鼻气管内插管,操作速度快捷、准确,组织损伤几率小。

操作步骤:患者平卧位,检查鼻腔通畅程度,选择鼻道较大的一侧为插管径路。术前15 min用2%利多卡因行鼻黏膜表面麻醉,并用3%麻黄碱滴入鼻腔或浸在棉片中置入鼻道,使鼻甲黏膜血管收缩。将呼吸机吸入氧气浓度提高到80%以上。根据患者鼻腔情况选择气管导管型号,在纤维支气管镜及气管导管前半部分的外壁表面涂抹润滑油。

取下拟更换成经鼻气管内插管导管的15 mm接头,将导管套在纤维支气管镜上。助手将患者下颌向前下方托起。操作者在纤维支气管镜直视下,将镜端从鼻咽部插入喉区,窥见会厌和声门。国人平均气管内径为15.2±1.9 mm,因此镜体外径为4 mm左右的纤维支气管镜可以在气管导管旁轻易通过声门进入气管内。助手抽出原导管套囊的气体,操作者继续入镜,从原导管套囊旁经过,可见到气管隆突。助手迅速拔出原气管导管,操作者将更换的气管导管沿纤维支气管缓缓向前推进,当管端确定通过声门后,即可退出纤维支气管镜。另一种方法是先将拟更换的气管导管前端垂直经鼻前孔插入鼻腔,使导管沿鼻底部出鼻后孔至咽部,然后经该导管入镜。其后步骤同上。

2. 纤维支气管镜辅助更换经口气管插管

使用导管转换器(tube exchanger)可更换经口气管导管。操作步骤与把双腔管更换成单腔气管导管相同,详见第七章。但导管转换器有可能置入原气管导管端的侧孔(图14-1),造成气道黏膜损伤,严重者可导致气管、支气管破裂;或导管转换器在咽后壁扭曲,原气管导管拔出后,新的气管导管可经转换器误入食管。因此,用纤维支气管镜辅助更换经口气管插管可降低上述并发症的发生。

操作步骤:患者平卧位,常规润滑镜端和拟更换导管的管端。用2%利多卡因行口咽黏膜表面麻醉。将拟更换的气管导管套在纤维支气管镜上。操作者将纤维支气管镜经口插入喉区,窥见声门,将镜端从原先经口插入的气管导管旁置入声门裂。助手抽出先前插入的气管导管套囊内的气体。操作者将纤维支气管镜从该气管导管套囊旁继续推进,可见到气管隆突。助手迅速拔出原先插入的气管导管,操作者沿纤维支气管镜将拟更换的气管导管缓缓向前推进,确定管端通过声门裂,位于气管隆突上2 cm后,即可退出纤维支气管镜并对套囊充气。

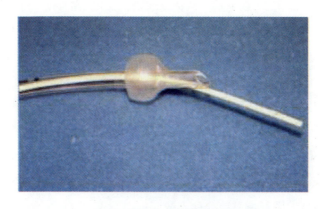

图14-1　导管转换器置入原气管导管端的侧孔

3. 纤维支气管镜辅助更换气管造口术套管

对气管造口术后7日之内窦道未形成时需更换气管套管者，常规润滑纤维支气管镜端和气管套管端。充分吸氧去氮并用2%利多卡因行作气道黏膜表面麻醉后，将拟更换的气管套管套在纤维支气管镜上。拔出原气管套管，经气管造瘘口插入纤维支气管镜，直视下将更换的气管套管导入气管内。

第二节　　纤维支气管镜在ICU的应用

保持呼吸道通畅是危重患者救治成功的重要环节之一。纤维支气管镜在ICU患者中的应用主要包括：建立有效气道；对创伤患者检查有无气道损伤；对咯血患者检查出血的部位及局部止血；对气道分泌物蓄积堵塞管腔的清除；对下呼吸道感染提供病原学诊断方法等。

1. 纤维支气管镜直视下清除气道内分泌物或采取分泌物标本

多种因素可导致ICU患者发生肺不张：① 全身衰竭、意识障碍、长期卧床、肌松药残余作用、腹部手术后膈肌无力导致咳嗽无力或不能咳痰；② 气道纤毛上皮细胞受损，气道湿化不足或脱水和应用利尿剂，使分泌物黏稠或痰痂形成；③ 胸部外伤后因肋骨骨折胶布固定及疼痛，使气道分泌物排出困难；④ 机体免疫力低下、气道开放及交叉感染等因素，诱发肺部感染，气道内分泌物增多。一旦发生整叶肺或一侧肺不张，可引起通气/血流比例失调、低氧血症甚至呼吸衰竭。

当患者出现呼吸困难，一侧胸廓凹陷，局部呼吸音减弱或消失，不明原因的低氧血症，应高度怀疑发生肺不张的可能性。早期行床边X线胸片检查，发现肺含气不全即可诊断。

（1）纤维支气管镜清除气道内分泌物的优势

肺不张的常规治疗包括：吸痰管经气道反复吸引、呼吸物理疗法、气道湿化以及抗生素应用等。对于ICU患者，常因病情限制难以施行有效的呼吸物理疗法。吸痰管的长度有限，不能进入各肺叶或肺段支气管，尤其是难以直接置入到远端下肺叶支气管内吸引，潴留在远端的两肺下叶支气管内的分泌物、痰液或血块不能吸出，形成阻塞物。左支气管的生理倾斜曲度增加了左下叶支气管吸痰的难度。患者躁动和体位改变造成气管导管移位、扭曲或贴壁时，吸痰管较难进入支气管抽吸阻塞物。而且吸痰管吸痰不能直视支气管内的情况，若动作粗糙或吸引负压过大而损伤支气管黏膜，使支气管黏膜损伤出血，形成血块或血痂，可加重肺不张的程度。

纤维支气管镜下治疗肺不张能直接窥视各肺叶或肺段支气管的情况,观察阻塞的部位和性质,直接进行准确有效的吸引或钳取阻塞物,创伤性小、针对性强,能有效替代患者受损的自主气道排痰功能,并可以进行支气管灌洗,使气道保持通畅,肺泡–动脉氧分压梯度降低,改善肺通气功能,缩短治疗周期。

(2)操作步骤

床边持续监测脉搏氧饱和度、心电图和血压。保留自主呼吸者于操作前15 min鼻咽部2%利多卡因喷雾局麻,并用麻黄碱滴鼻液收缩鼻甲,用面罩吸入纯氧充分去氮后,鼻导管高流量吸氧或高频喷射给氧,并备好喉镜、气管导管、人工呼吸气囊和心肺复苏的抢救药物。机械通气状态者,吸氧浓度提高到80%以上,气管导管连接Swivel聚氯乙烯Y型接头。根据气管导管内径选择纤维支气管镜外径的型号,气管导管内径应大于镜体外径2.0 mm以上。

开启冷光源调节光源亮度,调节纤维支气管镜屈光环以调整视野清晰度,操作者位于患者头端,助手位于患者右侧。连接负压吸引装置,根据患者情况调节适当的吸力。用无菌巾盖住患者眼睛,以减少患者恐惧。经口咽、鼻腔或人工气道滴入2%利多卡因4 ml局部麻醉,用无菌润滑剂涂抹镜体前端,将纤维支气管镜插入气道内,吸除气管、支气管及各肺段内的分泌物(图14-2)。如会厌、声门反射活跃或咳嗽反射强烈,可经镜侧活检孔注入2%利多卡因2～3 ml。对于表面比较湿软的痰痂可用镜体前端或活检钳轻推痰痂使之松动,然后将镜头对准其液性部分吸引,使痰痂与镜头紧贴,缓慢退出纤维支气管镜,将痰痂带出。如痰痂、血块质地较硬并堵塞气道,可借助活检钳夹紧并牵拉痰痂或血块,把活检钳与纤维支气管镜同步退出。堵塞物无法抽吸干净者可用生理盐水作支气管肺泡灌洗,直至肺叶段支气管内无分泌物残留。已行气管造口术的患者,如造口处窦道形成且痰痂在气管内,可取出气管套管,用弯止血钳在纤维支气管镜直视下清除痰痂。

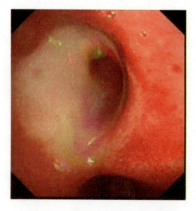

图14-2　支气管内黏稠的分泌物

经纤维支气管镜用保护性标本刷采取分泌物标本行细菌培养及药敏试验,可避免细菌污染,培养结果的特异性高达80%～100%,敏感性达70%～90%,明显高于经喉或口咽部采取分泌物的准确性。在纤维支气管镜直视下于病变肺段吸取分泌物,由连接于吸痰管的培养瓶收集,也可通过活检孔插入硅胶管至病变部位吸取。

(3) 操作过程可能发生的并发症

1) 纤维支气管镜检查操作期间,不能保证患者的自主呼吸或机械通气的潮气量,有可能发生通气不足和低氧血症;

2) 镜体对气道黏膜或隆突的刺激,发生心动过速、血压升高、心肌缺血、颅内压升高,剧烈咳嗽、支气管痉挛,甚至因迷走神经-心脏反射而导致心跳骤停;

3) 负压吸引压力过高、操作手法粗鲁或患者烦躁不配合引起气道黏膜、肺组织损伤或出血;

4) 镜体外径过大或呼气末气道正压过高,引起吸气峰值压力明显升高,造成气压伤;

5) 镜体消毒不严格,发生交叉感染;

6) 胃内容物反流、误吸,造成窒息或吸入性肺炎。

(4) 操作过程的注意事项

ICU患者病情危重,心肺功能差,缺乏代偿能力,在并发肺不张情况下进行纤维支气管镜操作时,患者肺活量降低,用力呼气流速下降,PaO_2 一般下降1.3～2.7 kPa(10～20 mmHg),因此在操作前应吸入纯氧增加氧储备。避免持续负压吸引或压力过高。整个操作在5～10 min 内完成,最多不超过15 min,并严密监测患者脉搏氧饱和度、血压和心率的变化。如患者术中出现脉搏氧饱和度降至88%以下,或心率超过120次/min、舒张压超过13.33 kPa(100 mmHg)以及出现室性心律失常,则应退镜暂停操作,短时间吸入纯氧,待脉搏氧饱和度回升至98%以上或血压、心率下降后,再重新进行操作。

机械通气患者可应用气管导管与呼吸机环路间的Swivel聚氯乙烯Y型接头装置,在置入纤维支气管镜时,可保证气道内的有效压力和患者的潮气量,降低通气不足的风险,改善氧合。另外,由于插入纤维支气管镜使人工气道变得狭窄,外径为5.6 mm的纤维支气管镜使内径8.0 mm的气管导管内部通气面积减少66%,引起气道内吸气峰值压力升高,相当于产生了内源性呼末气道正压,故操作时应把呼末气道正压降低50%以上。操作期间监控气道峰压可预防发生气压伤。

操作前对气道行充分的表面麻醉可增加患者对纤维支气管镜操作过程的耐受性,对于自主呼吸良好,但精神紧张或不合作的患者,可在术前缓慢静脉注射咪达唑仑0.05～0.1 mg/kg或丙泊酚1.0～1.5 mg/kg,复合芬太尼1～1.5 μg/kg或舒芬太尼0.1～

0.2 μg/kg。操作者动作要轻柔迅速,入镜速度要快,尽量减少对管壁刺激,若发生支气管痉挛,可通过镜侧活检孔注入2%利多卡因或氨茶碱,一旦出现心跳骤停的严重并发症,应马上停止操作,行心肺复苏。

因操作损伤造成的气道内膜明显出血(图14-3),应作局部止血处理。如需行支气管灌洗,可采用每次10～30 ml生理盐水的小液量冲洗。对有可能出现误吸的患者,操作前禁食6 h,并酌情肌肉注射抗胆碱药物。

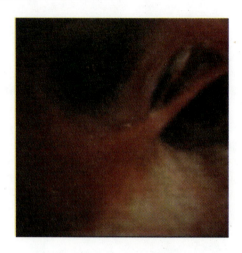

图14-3　支气管隆突上黏膜损伤出血

每个病例操作完毕之后,需对纤维支气管镜作严格的清洗和消毒,具体步骤见第一章。

约20%的患者虽经纤维支气管镜清除了气道内痰痂,但肺部仍未能复张,应考虑是否合并非阻塞性肺不张的因素,如肺活量降低、部分肺泡萎陷,严重感染、ARDS等原因减少了肺泡表面活性物质等。此时可把三通接头连接到纤维支气管镜的抽吸口,镜端进入萎陷的肺段,用60 ml注射器经三通接头推注空气,同时监测气道内吸气峰值压力,使气道压力控制在4 kPa(40 cmH$_2$O)以内。该方法可使70%的患者肺部复张。

纤维支气管镜检查作为一种有创操作,对ICU患者毕竟存在一定的危险性。临床治疗可首先加强气道湿化、吸痰管抽吸、拍背、鼓励患者咳嗽等无创方法,在临床疗效不满意的情况下再选择这种有创性检查及治疗手段。纤维支气管镜下抽吸气道分泌物后,应继续合理应用抗生素、化痰解痉药和气道内湿化治疗,并作积极的呼吸功能锻炼,控制或消除气道黏膜炎症、肺部感染、支气管痉挛、减少黏稠分泌液潴留,防止肺不张再发生。

2. 纤维支气管镜辅助经皮扩张气管套管导入术

气管切开术是抢救ICU危重患者的常用操作,手术方法包括传统的气管切开和经皮扩张气管套管导入术(percutaneous dilational tracheostomy,PDT)。PDT适应证与传统择期气管切开术基本一致,包括:① 上呼吸道梗阻;② 气管支气管分泌物的清除;③ 长期机械通气患者的呼吸支持;④ 气道保护。

PDT在ICU应用的优点为操作时间短,切口小,所需设备简易,拔除气管套管后切口愈合快,皮肤瘢痕小。因此,在欧美地区的ICU应用PDT比较普及。PDT的禁忌证为:儿童、颈前部感染、未被控制的凝血功能障碍、甲状腺肿大、颈部烧伤或外伤导致瘢痕增生者。

在进行PDT操作时,气管套管误插入气管前间隙、气管前壁扩张不充分、已插入的气管导管管端阻碍套管插入、导丝置入已插入的气管导管管端的侧孔内,均可导致气管套管置入困难。如遇到上述情况,应冷静寻找原因,不可强行插入,否则会引起气管及周围组织的损伤。PDT的常见并发症包括出血、穿刺套管针损伤气管后壁、气胸、纵隔或皮下气肿、误吸、低血压、低氧血症、气管套管插入气管旁和套管移位。在穿刺过程中使用纤维支气管镜辅助操作,可降低并发症的发生率,提高操作的成功率和安全性。

PDT操作前需常规准备气管切开手术包。患者仰卧,垫高肩部,头颈部处于正中位。已作气管内插管行机械通气者,穿刺前将气管导管退出少许,但管端不可退出声门;无误吸返流风险者可插入LMA后,拔出气管导管。纤维支气管镜端涂抹润滑剂。用2%利多卡因在第1、2或2、3气管软骨环间隙正中皮肤局麻后,作5 mm横行切口,经切口用穿刺套管针进行穿刺,经口、鼻或人工气道插入纤维支气管镜,确认穿刺针进入气管内,在气管内注入2%利多卡因防止患者呛咳,在纤维支气管镜直视下,经穿刺套管针置入导丝,确认导丝进入气管,退出穿刺套管针。扩张气管前组织及气管前壁,沿导丝将气管套管送入气管内。纤维支气管镜下确认套管进入气管后,退出导丝。将气管套管的套囊充气,固定气管套管后。经套管插入纤维支气管镜观察管端位置和气道情况(图14-4),必要时在镜下清除气道内分泌物。证实气道通畅后,可拔出气管导管。如果PDT失败,应改行传统的气管切开术。

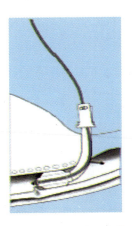

图14-4　纤维支气管镜经气管套管观察管端位置和气道情况

第三节　　纤维支气管镜检查在咯血患者的应用

　　ICU患者由于肺部严重感染,气道湿化不足、吸痰动作粗暴等原因,造成气道黏膜充血水肿(图14-5)、局部糜烂出血,可出现症状以血性痰为主的咯血,较少有大出血的表现。经纤维支气管镜直视下吸引气道内积血及分泌物,维持气道通畅,同时寻找出血部位,用配有敏感抗生素或1/1 000肾上腺素、凝血酶的生理盐水冲洗,辅以全身止血药物的应用可达到止血目的。有明确出血部位者在镜下局部使用止血药物效果较好,但对于全身疾病引起的气道、肺泡广泛渗血,局部使用止血药效果欠佳,应以治疗原发病为主。

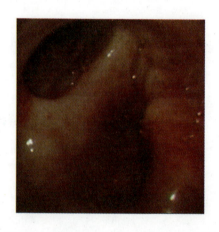

图14-5　隆突与右主支气管黏膜充血水肿

　　中央型肺癌、支气管扩张症、肺动-静脉瘘患者可并发大咯血,由于大量血液吸入双侧肺内,填塞肺泡导致严重的低氧血症。一般认为,大咯血属于纤维支气管镜操作的禁忌证,对大咯血期间行急诊纤维支气管镜检查的价值一直存在争议。其原因包括:① 纤维支气管镜检查对气道的刺激可加剧患者的咳嗽反应,使出血增加;② 在抽吸支气管内积血时造成支气管负压而加剧出血;③ 外径较小的纤维支气管镜难以迅速清除积血而出现窒息,危及生命。但当出现以下情况时,在征得患者及家属同意的前提下,应尽早行纤维支气管镜检查和气管插管,以免延误抢救时机:① 大咯血有窒息前兆者;② 肺段以下支气管的广泛血块阻塞导致呼吸困难者;③ 休克患者或采用静脉滴注垂体后叶素等积极止血治疗无效者;④ 出血部位不明确,影像学检查难以判断出血部位者;⑤ 无法采用外科手术治疗或术后再出血者。

对大咯血患者操作期间必须保证氧供。先对气道进行充分麻醉,准备好气管插管器械。在纤维支气管镜引导下作健侧支气管插管,有条件时可插入双腔支气管导管或放置支气管堵塞器行肺隔离,使健侧肺免受患侧肺血液的污染(详见第七章)。操作时尽量避免触壁而刺激气道,镜面尽可能与出血部位保持距离,保证视野清晰。在清除血块和明确出血部位后,可局部应用止血药物,注药后尽快结束操作。若患者生命体征改善,可转影像科作介入治疗或转胸外科手术治疗。

第四节　　纤维支气管镜引导经鼻放置胃管

ICU危重患者为了便于诊断、治疗和营养支持,有必要经鼻置入胃管。其中部分患者,尤其是昏迷者,因吞咽功能消失导致胃管置入失败。一些患者因全麻术后胃管脱出,用传统方法经鼻置入胃管困难。此时可利用纤维支气管镜引导经鼻放置胃管。

患者取去枕平卧位,选择较通畅的一侧鼻孔(经鼻气管插管者选另一侧鼻孔),先用2%利多卡因行鼻腔黏膜麻醉,再用麻黄碱滴鼻液浸润棉签放入鼻腔,以收缩鼻甲黏膜血管。将内径7.0 mm气管导管套入纤维支气管镜,用无菌润滑油涂抹纤维支气管镜及气管导管前端,经鼻插入纤维支气管镜,分辨声门和食管开口后,将纤维支气管镜插入食管,把气管导管沿镜体推入食管,退出纤维支气管镜。也可把引导丝(guide wire)按上述方法置入食管内。用无菌润滑油涂抹胃管前端,将胃管经气管导管或引导丝送入食管,深度保持在55 cm左右。回抽见胃内容物或注气后剑突下有气过水声,表明胃管置入成功,可退出气管导管并固定胃管。

此法在局麻、明视下操作,引起的疼痛及不适较轻,成功率高,损伤小,可解决重症病患者在特殊情况时发生插入胃管困难的问题,使患者能够及时行胃肠减压、观察胃液情况,还能从胃管内注入营养及药物。但在未确定成功前,切忌随意注入食物或药物。鼻息肉、鼻咽部肿物患者禁忌使用该方法。

第五节　　纤维支气管镜清除气管导管套囊上方的积存物

重度昏迷、吞咽反射差、咳嗽反射减弱或消失的机械通气支持治疗患者需置入胃管鼻饲,反流到口腔的胃内容物极易误吸积存于气管导管套囊上方。以往清除积存物的方法包括:用吸痰管经气管导管旁置入吸引、正压清除和从气管导管内吸引。后两种方法难以清除黏稠的积存物；吸痰管只能凭经验和感觉吸引，由于套囊抽气后，其表层形成许多不规则的皱折，积存物易附着在这些皱折内，随着套囊再次充气，这些积存物缓慢向下流入套囊下方的气道内，吸痰管难以吸引。纤维支气管镜能在直视下有效清除套囊充气后滞留或黏附在气管导管套囊下方周围的积存物。

患者取半坐卧位，行脉搏氧饱和度、呼吸、血压、心电图监测。操作前向气管内缓慢注入2%利多卡因2～5 ml。机械通气模式设定为容量控制和触发，增加潮气量50～100 ml，吸氧浓度提高到80%以上。先以吸痰管清理口咽部积存的分泌物。纤维支气管镜经气管导管进入气道，观察隆突和左、右支气管情况，如无分泌物和气道黏膜异常，使镜体远端超出气管导管末端1.5 cm左右。助手抽出气管导管套囊气体，当套囊上方的积存物向下流动至纤维支气管镜视野可见范围时，在直视下吸引积存物。停止吸引1 min后，给导管套囊重新充气，当见到附着在套囊皱折表面的积存物以及气管导管外壁的分泌物向下流动时，可用纤维支气管镜经气管导管末端的侧孔吸引。确定积存物吸引干净后，退出纤维支气管镜。

（叶　靖　欧阳葆怡）

参考文献

1. Popat M, ed. Practical fibreoptic intubation. 1st edn. Oxford: Butterworth Heinemann, 2001；166～180

2. Mort TC, Meisterling EM, Waberski WM. Exchanging a tracheal tube in the ICU patient: A comparison of two exchangers with direct laryngoscopy. Anesthesiology, 1997；87: 240 A

3. Ayoub CM, Lteif AM, Rizk MS, et al. Facilitation of passing the endotracheal tube over the flexible fibreoptic bronchoscope using a Cook airway exchange catheter. Anesthesiology, 2002；96: 1517～1518

4. Baraka AS. Tension pneumothorax complicating jet ventilation via Cook airway exchange catheter. Anesthesiology, 1999；91: 557～558

5. Kubota Y, Toyoda Y, Kubota H. A potential complication associated with a tracheal tube with a Murphy eye. Anaesthesia, 1989；44: 886～887

6. Chan PBK. On smooth extubation without coughing and bucking. Can J Anaesth, 2001；49: 324

7. Marin H, Kollef. Prevention of hospital-associated pneumonia and ventilator-associated pneumonia. Crit Care Med, 2004；32: 1396

8. Matot I, Kramer M, Glantz L, et al. Myocardial ischemia in sedated patients undergoing fibreoptic bronchoscopy. Chest, 1997；112: 1454～1458

9. Kerwin A, Croce M, Timmons S, et al. Effects of fibreoptic bronchoscopy on intracranial pressure in patients with brain injury: a prospective clinical study. J Trauma, 2000；48: 878～882

10. Kreider ME, Lipson DA. Bronchoscopy for atelectasis in the ICU: a case report and review of the literature. Chest, 2003；124: 344～350

11. Polderman KH, Spijkstra JJ, de Bree R, et al. Percutaneous dilatational tracheostomy in the ICU: optimal organization, low complication rates, and description of a new complication. Chest, 2003；123: 1595～1602

12. Johnson JL, Cheatham ML, Sagraves SG, et al. Percutaneous dilational tracheostomy: a comparison of single-versus multiple-dilatior techniques. Crit Care Med, 2001；29: 1251～1254

13. Cooper RM. Use and safety of percutaneous tracheostomy in intensive care. Report of a postal survey of ICU practice. Anaesthesia, 1998；53: 1209～1212

14. Phukan DK, Andrzejowski J. Percutaneous tracheostomy: a guide wire complication. Br J Anaesth, 2004；92: 891～893

15. Shlugman D, Satya-Krishna R, Loh L. Acute fatal haemorrhage during percutaneous dilatational tracheostomy. Br J Anaesth, 2003；90: 517～520

16. Ryan DW,Kilner AJ. Another death after percutaneous dilational tracheostomy. Br J Anaesth, 2003；91: 925～926

17. See JJ, Wong DT. Unilateral subcutaneous emphysema after percutaneous tracheostomy. Can J Anaesth, 2005；52: 1099～1102

18. 叶靖,陈苓,侯会文等. 多层螺旋CT三维成像行国人气道径线分析. 现代临床医学生物工程学杂志, 2005. 11: 389～391

19. 常文秀. 纤维支气管镜在ICU中的应用. 中国内镜杂志, 2005. 11: 37～39

20. 姜东亮,李玉玲,李建华,等. 纤维支气管镜在呼吸系统急重症中的应用. 中国内镜杂志, 2005. 11: 86～87

21. 叶俊,王桂芳,张铁峰. 经纤支镜引导放置鼻胃管在危重病患者中的应用. 浙江实用医学, 2005. 10: 174

中英文索引（Index）

中文	英文	页码
清醒气管插管	awake tracheal intubation	19,20,21,63,68,80,101,102,103,104, 105,108,126,132,143
弯曲部	bending section	3,5,6,7,8
镜体	body	3
摄像头	camera	3
清洁	cleaning	5,6,7,8,10,11,17,18,21,22,23,157,161
控制杆	control lever	3
灭菌	disinfection	9
目镜	eyepiece	2,3,4,6,7,11,13,14,29,30,69,70
内窥镜	Endoscope	1
纤维支气管镜	fibrescope; bronchofibrescope	1~203
纤维支气管镜 引导气管插管	fibreoptic guided treachal intubation	1,15~203
柔软性	flexible	1
照明	illumination	1,2,3,4,5,12,13,14
图像传输	image transmission	2,3,4,14
图像传输导光束	image transmitting bundle	3,4
插入光缆（插入部）	insertion cord	3,4,5,7,13
照明导光束	light transmitting bundle	3,4,14
照明光缆	light bundle	3,4,5,13
光源	light source	2,3,5,6,7,11,13,75,90,96,188
监视器	monitor	3,5,6,11,12,13,30
硬质支气管镜	rigid bronchoscope	1,133
物镜	objective lens	2,3,7,30
消毒	sterilization	3,5,6,7,9,10,11,17,21,22,23,95,129,157,

		161,171,189,190
工作通道	working channel prot	3,4,5,10,13,86,150,152,153,154
备选方案	back-up plan	16
认知技术	cognitive skill	17
伦理道德	ethics	25
插管失败	failure of intubation	11,16,17,35,51,53,54,55,57,64,65,67, 92,104,111,132,136,137,142,144,150
知情同意	information and consent	25,26,31
人体模型	manikin	17,19,20,24,31,32,156
模型	model	17,18,19,20,22,24,30~34,74,137,156
智力操作技能	psykomotor skill	16,17,30,31
气管支气管模型	tracheobronchial model	18,19,20,24,31
技术训练	technique training	21,137
训练计划	training programme	31,156
教学模型	teaching model	17,24,30,32,33
专业技术	technical skill	17,20,24,25
录像教学	vedio teaching/learning	17
气道管理技术	airway management skills	25,28
专用气道技术	dedicatcd airway techniques	34,35
反馈	feedback	28,26
握镜	holding the fibrescope	28,30
多孔箱	hole box	30
操作手法	maneuver, manipulation	17,18,19,20,24,28,29,30,55,68,171,189
操作技巧	manipulating skills	30,31,68
经鼻气管插管	nasotracheal intubation	20,31,33,34,39,40,73,74,75,86,87,126, 128,144,151,154,185,193
经口气管插管	orotracheal intubation	31,34,39,46,75,128,152,185,186
牛津纤维支气管镜	Oxford fibreoptic teaching box	32
分泌物处理	secretion management	37
气管导管置入困难	tube insertion difficult	39,145,147

电视录像系统	video camera system	34,35,36
气道辅助装置	airway aids	44,45,47,49,50,51,61,77,150
导管辅助气道	conduit airway aids	44,45,49
面罩	facemask	21,24,35,44,47,48,49,53,55,56,62,63,67, 80,89,101,102,110,111,128,132,150, 151,154,156,188
喉罩	laryngeal airway mask	16,25,35,41,44,50,51,54,55,56,57,63,64, 75,80,81,82~89,90,91,93,95,96,97,99, 146,150,151,153,185
改良面罩	modified facemask	44,48,49
鼻咽通气道	nasopharyngeal airway	34,35,44,50,150,151
口咽通气道	oropharyngeal airway	44,46,47,51,56,142
通气辅助气道	ventilation airway aids	44,47
预料到的困难气道	anticipated difficult airway	62,63,64
不能通气,不能插管	can't ventilate, can't intubate	64,80
Cormack分级	Cormack classification	56,57,162
困难气道	difficult airway	15,17,20,26,35,39,51,53~65,68,74,80, 86,88,101,108,111,125,131,141,150, 151,155,156,171,172,175,180,185
困难气道管理	difficult airway management	15
气管插管困难	difficult endotracheal intubation	21,53,54,55,57,58,60~65,67,137,140, 147,151
通气困难	difficult mask ventilation	53,55,56,62,64,67,101,102,132,149
急诊气道	emergency airway	56,57,81
气管插管失败	failed intubation	16,35,53,54,55,57,64,65,92,111,136, 137,144,150
Mallampati分级	Mallampati classification	56,151
非急诊气道	non-emergency airway	56
未预料到的困难气道	unanticipated difficult airway	64

优点	advantages	9,12,22,31,33,50,51,62,63,68,74,84,88, 95,96,97,116,154,175,180,191
解剖结构	anatomy structure	30,32,36,58,60,61,68,69,72,152,154,156
禁忌证	contraindication	22,67,88,101,103,104,122,123,131,172, 191,192
成人全身麻醉下经	fibreoptic intubation in	74
适应证	indication	17,67,68,81,88,101,102,137,157,175, 180,190
侧卧位	lateral position	126,142,166,180,182
技术训练	skill training	15,17~23,25~27,67,68,156
麻醉医师站位	standing position of anesthesiologist	69
操作要领	steps of maneuver	69,72
自主呼吸	spontaneously breathing	35,49,50,51,56,61,62,74,75,95,97,114 130,145,150,153,155,156,188,189
仰卧位	supine position	11,30,31,69,72,74,123,126,128,129, 166,180
气管导管选择	tracheal tube selection	146
上呼吸道解剖	upper airway anatomy	20,60,67,69
Aintree插管导管	Aintree intubation catheter	84,85
盲插	blinding intubation	16,45,64,80,151,174
标准型喉罩	classic LMA, standard LMA	63,81,82,86
Cookgas插管型喉罩	Cookgas intubating LMA	95
更换气管导管	exchange of endotracheal tube	31,97
纤维支气管镜引导	fibreopitc guidance	15~37,39~51,53~55,57,59,61~65,67,68, 69,71~87,89,90,91,93,95,97,99,101~111, 113,115,116~119,121,123,125~133, 135~137,139~147,149~157,185,193
引导线	guide wire	35,84,143
橡胶弹性探条	gum elastic bougie	84,85,86

插管型喉罩	intubating LMA	41,44,50,63,87,95
困难气道处理	management of difficult airway	54,61,64,65,80
两步法	two stage technique	51,84
预料到的困难气道	anticipated difficult airway	62,63,64
清醒纤维支气管镜	awake fibreopitc	17,18,20,24,25,30,62,64,65,101~111,113
引导气管插管	intubation	115,117,118,119,121,123,125,127,128, 130~133,135,137,145,154,155,156
备份方案	back-up plan	104,111
清醒镇静	conscious sedation	17,18,19,65,104,106,107,109,110,154
禁忌证	contraindication	22,67,88,101,103,104,122,123,131,172, 191,192
适应证	indication	17,67,68,81,88,101,102,137,157,175, 180,190
监测	monitoring	17,19,22,23,29,30,41,62,86,91,97,104, 109,110,127,130,147,154,156,157,171, 188,189,190,194
给氧	oxygenation	4,5,41,104,110,154,157,188
术前用药	premedication	17,41,104,105,125,131,154
术前准备	preoperative preparation	104
上呼吸道局部麻醉	upper airway local anesthesia	18,62,104,110,113,118,132,151,155
环甲膜穿刺	cricothyroid puncture	56,65,104,123,128,129,132
舌咽神经阻滞	glossopharyngeal nerve block	120
利多卡因	lignocaine	75,89,108,110,114,115,116,117,119,120, 121,123,127~130,132,144,151,155,185, 186,187,188,190,191,193,194
局部麻醉药	local anesthetics	74,101,106,110,113,131
神经阻滞	nerve block	115,118,120,121,126
利多卡因喷雾剂	nebulized lignocaine	117
纱布条	ribbon gauze	116,119

喉上神经阻滞	superior laryngeal nerve block	118,121,122
局部表面麻醉	surface local anesthesia	115
上呼吸道局部	techniques of upper	18,118
上呼吸道局部麻醉	upper airway local anesthesia	62,104,110,113,132,151,155
血管收缩药	vasoconstrictor	77,113,114,116,119,146
气道梗阻	airway obstruction	59,61,68,74,80,120,126,132,133
误吸	aspiration	41,62,64,65,68,74,88,102,105,106,122, 123,125,126,131,175,189,190,191,193
清醒纤维支气管镜引导气管插管	awake fibreopitc intubation	17,18,20,24,25,30,62,63,64,101,102, 103~111,113,115,117,118,119,121,123, 125,127,128~133,135,137,145,154,155, 156
备份方案	back-up plan	104,111
气管导管选择	choice of tracheal tube	146
环甲膜穿刺	cricothyroid puncture	56,65,104,123,128,129,132
经鼻纤维支气管镜引导气管插管	nasotracheal fibreopitc intubation	23,24,25,33,34,37,40,41,49,51,68,69,75, 77,80,86,110,118,126,151
新生儿	neonate	11,12,13,37,48,132,149,150,152
经口纤维支气管镜引导气管插管	orotracheal fibreopitc intubation	17,24,34,37,39,45,49,50,51,72,76,77,82, 83,87,110,150,151
术前用药	premedication	17,41,104,105,125,131,154
准备	preparation	6,9,10,19,21,23,24,28,54,58,62,74,75, 76,86,101,103,104,105,107,109,110, 111,125,126,127,128,133,136,137,154, 174,182,191,193
孕妇患者	pregnant patient	132
插入气管导管	railroading tracheal tube	39,76,81,83,129,130,147,180
特殊情况	special situation	53,130,138,193
局部麻醉技术	techniques of local anesthesia	105,122,126,131

颈椎不稳定	unstable cervical spine	67,102,137
出血	bleeding	12,16,39,58,59,61,63,64,67,81,85,89,94,103,104,114,116,123,126,132,133,138,139,140,157,175,180,187,189,190,191,192,193
血液	blood	7,19,97,107,114,138,139,140,147,159,174,182,185,192,193
困难	difficulties	15,18,35,36,37,38,39,40,51,53,54,55,56,57,58~68,74,77,80,82,84,86,88,94,97,101,102,103,111,114,117,118,125,127,130,131,132,136,137,138,139,140~147,149~151,154,155,171,172,175,180,182,185,187,191,192,193
纤维支气管镜	difficult fibreoptic	146
气管导管置入困难	difficulty in railroading the tracheal tube	39,145,147
纤维支气管镜退出	difficulty to withdraw	146
暴露	exposure	19,20,31,34,37,38,39,41,55,56,58,59,68,70,126,133,138,143,144,152~155,162,164,172,180
纤纤维支气管镜引导气管插管失败	failed fibreoptic intubation	16
气管导管可塑性空间变得狭小	flexibility of tracheal tube reduction in airspace	146
气道反应活跃	reactive airway	138,144
分泌物	secretion	7,12,16,18,19,31,32,37,39,46,64,78,98,106,109,110,138,139,140,141,147,150~152,154,156,159,160,161,167,174,177,182,185,187~192,194
气道辅助	airway aids	21,44,45,47,49,50,51,61,76,77,150
小儿	children	31,58,63,109,114,149~153,155~157,166,174,182

并发症	complication	25,33,53,58,65,94,97,107,111,120,122, 123,128,156,157,171,172,174,186,189, 190,191
直接技术	direct technique	51,84,152
纤维支气管镜下 观察技术	fibreoptic observation technique	154
纤维支气管镜引导 气管插管技术	fibreoptic intubation technique	15~28,30~33,35,39,42,54,62~64,67,68,69, 71,73,74,75,77,79,80,81,83,85,87,89,91, 93,95,97,99,101,102,103,105,111,149~ 152,156,157
纤维支气管镜设备	fibreoptic equipment	3,5,11,17
间接技术	indirect technique	152,153
新生儿	neonate	11,12,13,37,48,132,149,150,152
小儿纤维支气管镜	pediatric fibrescope	149~151,153,155,156,157
纤维支气管镜引导 逆行气管插管技术	retrograde technique with fibreoptic guidance	
Arndt钢丝引导支气 管内堵塞器	Arndt wire-guided endobronchial blocker	172,174,178,179,180,181,182
支气管阻塞	bronchus blockage	159,172,174,175,176,182
双腔支气管导管	double-lumen endobro- nchial tube,DLT	12,159,193
FOB引导DLT插管	DLT intubation with fib- reoptic guidance	162
肺隔离	separation of the two lungs	20,159~169,171~175,177~183,193
特殊支气管镜接头	special bronchoscopy port, SBP	179,181
咯血	hemoptysis	102,156,157,172,187,192,193
重症监护病房	intensive care unit,ICU	5,185,187,189,191,193,195
经鼻放置胃管	nasogastric tube placement	193

经皮扩张气管套管导入术	percutaneous dilational tracheostomy,PDT	185,190
清除气道内分泌物	remove airway secretion	185,187,191
气管导管更换	tracheal tube exchange	185
导管转换器	tube exchanger	82,83,84,86,87,171,186